果蔬加工技术研究与创新

GUOSHU JIAGONG JISHU YANJIU YU CHUANGXIN

张强 著

化学工业出版社
·北京·

内容简介

本书深入浅出地介绍了果蔬的化学特性和质量评价、采前因素对果蔬品质的影响以及果蔬采后生理、病害及预防。重点介绍了果蔬罐制品、果蔬糖制品、果蔬汁制品、果蔬干制品、蔬菜腌制品、果蔬速冻制品，以及果蔬有效成分提取的加工原理、工艺技术与设备、加工操作方法等。在此基础上，又深入剖析了当下新型果蔬加工技术，包括新型果蔬加工灭菌技术、新型果蔬加工包装材料、新型果蔬保鲜技术等。本书内容全面、实用性强，具有一定的研究创新性。

图书在版编目（CIP）数据

果蔬加工技术研究与创新 / 张强著. -- 北京 ：化学工业出版社，2025. 9. -- ISBN 978-7-122-49093-3

Ⅰ. TS255.3

中国国家版本馆 CIP 数据核字第 20259305X9 号

责任编辑：李少华　　　　文字编辑：李　雪
责任校对：田睿涵　　　　装帧设计：刘丽华

出版发行：化学工业出版社
　　　　　(北京市东城区青年湖南街 13 号　邮政编码 100011)
印　　装：北京科印技术咨询服务有限公司数码印刷分部
710mm×1000mm　1/16　印张 10¾　字数 224 千字
2026 年 1 月北京第 1 版第 1 次印刷

购书咨询：010-64518888　　　　售后服务：010-64518899
网　　址：http://www.cip.com.cn
凡购买本书，如有缺损质量问题，本社销售中心负责调换。

定　　价：78.00 元

前言

随着消费者对健康饮食需求的日益增加，以及食品行业资源循环利用与可持续发展理念的深入人心，如何实现果蔬加工副产物的高值化利用，有效降低生产成本，提高产业经济效益与环境效益，是目前相关行业普遍关注的问题。

本书紧密围绕果蔬加工核心环节，系统且深入地展开研究与论述，聚焦果蔬的化学成分及其加工特性，不仅细致梳理了传统认知中各类化学成分对加工过程的影响规律，更引入了现代分析技术与研究成果，深入挖掘果蔬化学成分在新型加工工艺下的变化机制与潜在应用价值，为后续果蔬加工技术的创新奠定坚实的理论基础与实践依据。在果蔬加工原料及预处理板块，不仅涵盖常规原料的筛选标准与预处理工艺优化，更着重探讨了非常规果蔬资源、功能性果蔬原料的开发利用，以及基于绿色环保理念的新型预处理技术。

本书汇集了当前领先的果蔬加工技术，如超高压处理、冷冻干燥、纳米技术等，详细介绍其在提升果蔬产品营养价值方面的最新研究成果；针对果蔬加工过程中营养损失、风味保持和保质期等常见问题，提供切实可行的技术解决方案，满足消费者对高品质果蔬产品的需求；涵盖了从技术原理到实际应用的完整知识体系，并探索多领域技术的融合，推动果蔬加工业的技术革新，并提供技术原理与技术要点、质控点与预防措施。

本书可作为食品科学与工程、农产品加工与贮藏工程等相关专业科研人员、高校教师及研究生的专业参考书，也可为果蔬加工企业的技术研发人员、生产管理人员提供有益的技术参考与决策依据，助力果蔬加工行业在技术创新与产业升级的道路上不断迈进，实现可持续发展。

编者

2025 年 6 月

目录

第一章　果蔬加工基础 / 1

第一节　果蔬的化学特性和质量评价 / 1

一、果蔬的化学性质 / 1

二、果蔬的质量评价 / 3

第二节　采前因素对果蔬品质的影响 / 5

一、生物因素 / 5

二、生态因素 / 7

三、农业技术因素 / 8

第三节　果蔬采后生理 / 10

一、呼吸生理 / 10

二、蒸腾作用 / 12

三、结露 / 14

四、休眠生理 / 14

五、成熟和衰老生理 / 16

第四节　果蔬采后病害及预防 / 17

一、生理性病害及预防 / 17

二、侵染性病害及预防 / 20

第五节　果蔬加工概述 / 22

一、果蔬加工的作用 / 22

二、果蔬加工品分类 / 24

三、果蔬加工对果蔬的要求及预处理 / 27

四、果蔬加工对水质的要求 / 30

第二章　果蔬罐制品加工 / 32

第一节　果蔬罐制品的加工原理 / 32

一、罐制原理 / 32

二、影响罐制品杀菌效果的因素 / 33

第二节　果蔬罐制品加工技术 / 35

一、装罐 / 35

二、排气 / 37

三、密封 / 38

四、杀菌 / 38

五、冷却 / 39

六、检验 / 39

第三节　果蔬罐制品质量控制点及预防措施 / 39

一、胀罐 / 39

二、罐壁的腐蚀 / 40

三、变色及变味 / 41

四、罐内汁液的浑浊和沉淀 / 42

第三章　果蔬糖制品加工 / 43

第一节　果蔬糖制品的加工原理 / 43

一、食糖的性质 / 43

二、食糖的保藏作用 / 45

三、果胶的作用 / 46

第二节　果蔬糖制品加工技术 / 47

一、果脯、蜜饯类加工技术 / 47

二、果酱类加工技术 / 50

第三节 果蔬糖制品质量控制点及预防措施 / 50

一、煮烂和干缩 / 50

二、"返砂"和"流汤" / 51

三、褐变 / 51

四、霉变 / 51

第四章 果蔬汁制品加工 / 52

第一节 果蔬汁制品加工技术 / 52

一、原料的选择 / 52

二、原料洗涤 / 52

三、破碎或打浆 / 53

四、榨汁或浸提 / 53

五、粗滤 / 53

六、精滤 / 54

七、脱气 / 54

八、均质 / 54

九、糖酸调整 / 54

十、浓缩 / 55

十一、杀菌 / 55

十二、灌装 / 55

第二节 果蔬汁制品质量控制点及预防措施 / 56

一、果蔬汁的败坏 / 56

二、风味的变化 / 57

三、色泽的变化 / 58

第五章 果蔬干制品加工 / 60

第一节 果蔬干制品的加工原理 / 60

一、果蔬干制品的保藏机理 / 60

二、果蔬干制过程及影响干制的因素 / 61

三、果蔬在干制过程中的变化 / 63

第二节 果蔬干制品的加工技术 / 67

一、果蔬干制品加工方法 / 67

二、操作要点 / 68

三、几种果品和蔬菜的干制 / 72

第三节 果蔬干制品的贮藏与复水 / 78

一、干制品的贮藏 / 78

二、干制品的复水 / 79

第六章 蔬菜腌制品加工 / 81

第一节 蔬菜腌制品的类别 / 81

一、发酵性腌制品 / 81

二、非发酵性腌制品 / 82

第二节 蔬菜腌制品的加工原理 / 83

一、食盐在腌制过程中的作用 / 83

二、腌制过程中微生物的发酵作用 / 85

三、蛋白质的分解作用及其他物质的变化 / 86

四、蔬菜腌制与亚硝胺 / 88

第三节 蔬菜腌制技术 / 90

一、泡菜、酸菜的制作 / 90

二、咸菜的制作 / 92

三、酱菜的制作 / 94

四、糖醋菜的制作 / 95

第四节 蔬菜腌制品质量控制点及预防措施 / 97

一、腌菜常见的劣变现象及其原因 / 97

二、控制腌菜劣变的措施 / 98

第七章 果蔬速冻制品加工 / 102

第一节 果蔬速冻制品的加工原理 / 102

一、果蔬冻结 / 102

二、冻结对微生物的影响 / 103

第二节 果蔬速冻制品加工技术 / 104

一、速冻设备 / 104

二、冻结方式 / 105

三、工艺要点 / 107

四、速冻果蔬的贮运 / 110

五、速冻果蔬的解冻 / 111

第三节 果蔬速冻生产实例 / 112

一、速冻果品生产实例 / 112

二、速冻蔬菜生产实例 / 115

第四节 果蔬速冻制品质量控制点及预防措施 / 118

一、龟裂 / 118

二、干耗 / 120

三、变色 / 122

四、解冻时流汁 / 123

五、微生物、农药、重金属污染 / 124

第八章 果蔬有效成分提取 / 127

第一节 果胶的提取 / 127

一、操作要点 / 127

二、果胶在食品工业中的应用 / 128

第二节 色素的提取 / 130

一、从葡萄皮渣中提取葡萄红色素 / 130

二、胡萝卜素的提取 / 131

三、辣椒红的提取 / 133

第三节 香精油的提取 / 134

一、蒸馏法 / 134

二、浸提法 / 134

三、磨榨法 / 135

四、吸附法 / 135

五、超临界 CO_2 萃取技术 / 135

六、液氮冷冻研磨技术 / 136

第四节 糖苷类物质的提取 / 136

一、橙皮苷的提取 / 136

二、柚皮苷的提取 / 137

第五节 酶的提取 / 137

一、菠萝蛋白酶的提取 / 137

二、超氧化物歧化酶的提取 / 138

第九章 新型果蔬加工技术及应用 / 141

第一节 新型果蔬加工灭菌技术 / 141

一、超高压灭菌技术 / 141

二、超声波灭菌技术 / 143

三、脉冲电场灭菌技术 / 145

四、紫外线灭菌技术 / 146

五、高压二氧化碳灭菌技术 / 148

六、冷等离子体灭菌技术 / 149

第二节 新型果蔬加工包装材料 / 151

一、新型高阻隔型保鲜膜——GT 薄膜 / 151

二、新型微孔保鲜膜 / 152

三、纳米复合包装材料 / 153

四、乙烯气体吸着膜 / 154
五、防结露防发雾薄膜 / 155
六、抗菌型薄膜 / 157
七、耐热性塑料包装材料 / 158
八、壳聚糖基包装膜 / 158
九、魔芋葡甘聚糖膜 / 160
第三节 新型果蔬保鲜技术 / 161
一、临界低温高湿保鲜 / 161
二、细胞间水结构化气调保鲜 / 161
三、臭氧气调保鲜 / 161
四、低剂量辐射预处理保鲜 / 162
五、涂膜保鲜 / 162
六、调压贮藏保鲜 / 162
七、新型保鲜剂保鲜 / 162
八、生物技术保鲜 / 163

参考文献 / 164

第一章 果蔬加工基础

第一节　果蔬的化学特性和质量评价

一、果蔬的化学性质

（一）果蔬的化学组成

果蔬的化学组成复杂多样，主要包括水分、糖类、有机酸、含氮化合物、单宁、酶、色素、维生素、矿物质、芳香物质以及糖苷类物质等。这些成分不仅决定了果蔬的营养价值，还影响着其风味、质地和贮藏稳定性。

（二）果蔬化学成分在贮运过程中的变化

1. 水分

果蔬中水分含量极高，一般在70%～95%之间。在贮运过程中，水分容易因蒸发或呼吸作用而流失，导致果蔬萎蔫、失重和品质下降。因此，保持适宜的贮藏湿度对于延长果蔬的贮藏期至关重要。

2. 糖类

糖类是果蔬中重要的甜味物质和能量来源，在贮运过程中，糖类可能因呼吸作用而消耗，导致甜味减弱。同时，糖类还参与果蔬的褐变反应，影响果蔬外观品质。

（1）淀粉　淀粉是果蔬中重要的储能物质，在贮藏过程中，淀粉可能水解为糖类，增加果蔬的甜味。然而，淀粉的水解也会加速果蔬的衰老和腐败。

（2）纤维素和半纤维素　纤维素和半纤维素是构成果蔬细胞壁的主要成分，对维持果蔬的质地和结构起着重要作用。在贮运过程中，纤维素和半纤维素可能会因老化而木质化和角质化，导致果蔬品质下降。

（3）果胶物质　果胶物质是果蔬中重要的胶体物质，对维持果蔬的硬度和质地起着关键作用。在贮藏过程中，果胶物质可能因酶的作用而分解，导致果蔬软化。

3. 有机酸

有机酸是果蔬中重要的风味物质之一，对调节果蔬的酸碱度和风味起着重要作用。在贮运过程中，有机酸可能因呼吸作用而消耗，导致果蔬酸味减弱。同时，有机酸的变化还会影响果蔬的酶活性和色素稳定性。

4. 含氮化合物

果蔬中的含氮化合物主要包括蛋白质、氨基酸等，在贮运过程中，蛋白质可能因酶的作用而水解为氨基酸，导致果蔬的营养价值下降。同时，氨基酸的变化还会影响果蔬的风味和色泽。

5. 单宁

单宁是果蔬中重要的酚类物质之一，具有收敛性和涩味。在贮运过程中，单宁可能因氧化而褐变，影响果蔬的外观品质。同时，单宁还会与金属离子结合形成沉淀物，降低果蔬的商品价值。

6. 酶

果蔬中含有多种酶类，包括水解酶类和氧化酶类等，这些酶在贮运过程中可能因温度、湿度等条件的变化而活化或失活，从而影响果蔬的品质和贮藏稳定性。例如，多酚氧化酶会催化果蔬中的酚类物质氧化褐变；果胶酶会分解果胶物质导致果蔬软化等。

7. 色素

(1) 叶绿素　叶绿素是果蔬中重要的绿色色素之一，在贮运过程中，叶绿素可能因光照、温度等条件的变化而分解褪色，导致果蔬变黄。

(2) 类胡萝卜素　类胡萝卜素是果蔬中重要的黄色和橙色色素之一，在贮运过程中，类胡萝卜素相对稳定，对维持果蔬的色泽起着重要作用。

(3) 花青素　花青素是果蔬中重要的红色、紫色和蓝色色素。其颜色易受pH值、光照、温度等因素的影响而发生变化。在贮运过程中，花青素可能因氧化而褪色或变色，影响果蔬的外观品质。

8. 维生素

在贮运过程中，维生素可能因光照、温度、氧气等条件的变化而降解。特别是维生素C等水溶性维生素对光照和氧气敏感，容易损失。

9. 矿物质

在贮运过程中，矿物质含量相对稳定，不易损失。然而，某些矿物质（如钙、钾等）对维持果蔬的质地和贮藏稳定性起着重要作用。

10. 芳香物质

在贮运过程中，芳香物质可能因挥发和酶的作用而损失或降解，导致果蔬香气减弱。

11. 糖苷类物质

(1) 苦杏仁苷　苦杏仁苷主要存在于某些果实的核仁中，具有苦味。在贮运过程中，苦杏仁苷含量相对稳定，但过量摄入可能对人体有害。

(2) 橘皮苷　橘皮苷是柑橘类果皮中的主要黄酮类化合物之一，具有抗氧化和抗炎作用。在贮运过程中，橘皮苷含量可能因氧化而略有下降。

(3) 黑芥子苷 黑芥子苷主要存在于十字花科蔬菜中，具有辛辣味和一定的生物活性。在贮运过程中，黑芥子苷含量相对稳定。

(4) 茄碱苷 茄碱苷主要存在于茄科植物中，如马铃薯、番茄等。在贮运过程中，茄碱苷含量可能因品种、贮藏条件等因素而有所变化。过量摄入茄碱苷可能对人体有害。

二、果蔬的质量评价

（一）果蔬质量的构成

1. 感官质量

感官质量是消费者对果蔬的第一印象，可通过视觉、嗅觉、味觉、触觉等直接感知。它包含外观、质地和风味三个核心要素。外观上，果蔬应具有鲜艳的色泽、规整的形状、均匀的大小以及光洁的表面，无机械损伤或病虫害痕迹。质地方面，需根据品种特性保持适当硬度与脆度，如苹果应脆嫩多汁，番茄应饱满多汁。风味则涉及甜酸比、香气等，直接影响食用愉悦感。优质的感官质量能够激发消费者的购买欲望，是市场竞争力的重要体现。

2. 卫生质量

卫生质量关乎果蔬的安全性，涉及农药残留、重金属污染、微生物超标等风险。生产过程中需严格遵循安全标准，控制农药和化肥使用，避免环境污染。加工、贮藏环节需加强卫生管理，防止微生物污染。卫生质量是消费者健康的基本保障，也是果蔬进入市场的必要条件。

3. 营养质量

营养质量体现果蔬的食用价值，包括维生素、矿物质、膳食纤维等营养成分的含量与比例。果蔬作为膳食的重要组成部分，其营养质量直接影响人体健康。优质果蔬应富含多种营养成分，且比例均衡，能够满足人体日常所需。

4. 商品化处理质量

商品化处理涉及果蔬采后的清洗、分级、包装、预冷、贮藏、运输等环节。良好的商品化处理能够保持果蔬的感官品质，延长货架期，提升市场价值。

（二）果蔬质量标准

果蔬质量标准是对果蔬质量及其相关因子所提出的准则，是评定果蔬质量的依据。果蔬标准的制定和执行，能够保证果蔬质量达到当前应有水平，刺激生产者改进栽培措施，促进果蔬质量和商品率的提高。它可以给果蔬生产者、收购者和流通渠道中各环节提供贸易语言，是生产和产品流通中评定果蔬产品质量的技术准则和客观依据，有助于生产者和经营管理者在果蔬上市前做好准备工作和标价。等级标准还可以为优质优价提供依据，能够以同一标准对不同市场上销售的产品进行比较，便于市场信息的交流。当果蔬质量发生争议时，可根据标准做出裁决，为果蔬的期货贸易奠定基础。标准一经批准发布就成为技术法规，无论工、农、商部门，还是各级生产、科研、管理部门或企事业单位，都不得擅自更改或降低标准。对违反标准以致造成损失者，应追究责任，进行处分或经济制裁，同时标准管理部门应尽量创造标准执行的条件，以促进标准早日执行，增强果蔬产品的市场竞争力。不过要制定包含所有品质构成因素的标准，困难非常多。制定适宜的标准是今后果蔬质量标准化的一项重要工作。

为了提高我国水果和蔬菜保鲜加工和安全水平，国家制定了很多标准，如《柑桔鲜果检验方法》（GB/T 8210）、《新鲜果蔬　取样方法》（GB/T 8855）、《苹果，柑桔包装》（GB/T 13607）等。

（三）感官质量评价

感官质量评价是果蔬质量评价中最直观、最基础的部分，主要通过人的视觉、触觉、味觉等感官来评估果蔬的外观、质地和风味。

1. 色泽

色泽是果蔬外观质量的重要指标之一，直接影响消费者的购买欲望。良好的色泽应鲜艳、均匀，符合品种特性。例如，苹果应具有红润或金黄的色泽，绿叶蔬菜应呈现鲜绿色。色泽的评价可采用比色卡或色差仪进行量化分析，也可通过目视法进行主观评估。在评价过程中，需注意观察果蔬表面的光泽度、颜色均匀性以及是否有斑点、褪色等缺陷。色泽的形成与果蔬中的色素成分密切相关，如叶绿素、类胡萝卜素、花青素等。这些色素在贮藏过程中可能因氧化、光照等因素而发生变化，导致果蔬色泽改变。因此，在评价色泽时，还需考虑果蔬的贮藏条件和成熟度。

2. 大小和形状

果蔬的大小应符合品种标准，形状应规整、饱满，无畸形或损伤。例如，香蕉应呈弯月形，大小均匀；橙子应呈圆形或椭圆形，表面光滑。大小和形状的评价可通过测量工具（如卡尺、电子秤等）进行量化分析，也可通过目视法进行主观评估。不同品种的果蔬具有不同的大小和形状特征，这些特征往往与果蔬的口感、风味和营养价值密切相关。因此，在评价大小和形状时，需结合品种特性进行综合考量。

3. 质地

质地是果蔬感官质量的重要组成部分，直接影响食用体验。良好的质地应脆嫩多汁、口感细腻，无纤维感或木质化现象。例如，苹果应脆嫩爽口，番茄应多汁饱满。质地的评价可通过触觉（如手捏、口尝等）进行主观评估，也可采用仪器（如质构仪）进行量化分析。质地与果蔬的细胞结构、水分含量以及贮藏过程中的生理变化密切相关。在贮藏过程中，果蔬可能因失水、老化等原因导致质地变软或变柴。因此，在评价果蔬质地时，还需考虑果蔬的贮藏时间和条件。

（四）理化分析

1. 营养成分分析

营养成分分析包括测定果蔬中的水分、糖分、酸度、维生素、矿物质等含量。

这些指标直接反映了果蔬的营养价值和食用价值。例如，通过测定维生素C含量来评估果蔬的抗氧化能力；通过测定糖酸比来评估果蔬的口感风味。营养成分分析可采用化学分析法、仪器分析法等多种方法进行。

2. 物理特性测定

物理特性测定包括测定果蔬的硬度、弹性、密度等指标。这些指标与果蔬的质地、口感和贮藏稳定性密切相关。例如，通过测定硬度可评估果蔬的成熟度和耐贮性；通过测定弹性可评估果蔬的口感和咀嚼性。物理特性测定可采用质构仪、硬度计等仪器进行。

3. 化学成分分析

化学成分分析包括测定果蔬中的有害物质（如重金属、亚硝酸盐等）和有益成分（如抗氧化物质、生物活性成分等）的含量。这些指标直接反映了果蔬的安全性和功能性。例如，通过测定重金属含量来评估果蔬的环境污染程度；通过测定抗氧化物质含量来评估果蔬的保健功能。化学成分分析可采用原子吸收光谱法、高效液相色谱法等多种方法进行。

（五）农药残留量检验

1. 检验方法

农药残留量检验通常采用色谱法（如气相色谱法、液相色谱法）和质谱法（如气相色谱-质谱联用法、液相色谱-质谱联用法）等高灵敏度、高选择性的分析方法。这些方法能够准确测定果蔬中微量农药残留的含量，为果蔬的安全性评价提供科学依据。

2. 检验标准

农药残留量检验需遵循国家相关标准和法规，如《食品安全国家标准　食品中农药最大残留限量》(GB 2763—2021）等。这些标准规定了不同果蔬中农药残留的最大限量值，为果蔬的质量评价和监管提供了明确依据。

3. 检验流程

农药残留量检验的流程通常包括样品采集、前处理、仪器分析和结果判定等步骤。样品采集需具有代表性，前处理需去除杂质和干扰物质，仪器分析需准确可靠，结果判定需依据相关标准和法规进行。

第二节　采前因素对果蔬品质的影响

一、生物因素

（一）起源

果蔬的起源地决定了其遗传背景和适应性。不同起源地的果蔬品种在长期的自然选择和人工驯化过程中，形成了各自独特的品质特征。例如，原产于热带地区的果蔬品种往往具有较高的糖分含量和丰富的香气成分，而原产于温带地区的品种则可能更注重耐贮性和抗逆性。起源地的气候条件、土壤类型等自然环境因素也会对果蔬的品质产生深远影响。因此，在引种和栽培过程中，需要充分考虑果蔬的起源地特性，选择适宜的栽培区域和管理措施，以充分发挥其品质优势。

（二）果蔬的种类和品种

不同种类和品种的果蔬在外观、质地、风味、营养成分等方面存在显著差异。例如，苹果品种繁多，其不同品种在色泽、甜度、酸度、脆度等方面各具特色；柑橘类果蔬中，橙子多汁甜美，柚子则酸甜适中，且富含维生素C。因此，在果蔬生产中，应根据市场需求和消费者偏好，选择适宜的种类和品种进行栽培。此外，通过杂交育种、基因工程等现代生物技术手段，培育具有优良品质特征的新品种，也是提高果蔬品质的重要途径。

（三）果蔬田间生育状况

1. 树龄和树势

不同树龄的果树在生长发育、代谢活动等方面存在差异，进而影响果实的品质。一般来说，幼龄树生长旺盛，但果实品质可能相对较差；盛果期树生长稳定，果实品质优良；老龄树则可能因生长势衰弱而导致果实品质下降。树势的强弱也会影响果实的品质。树势过强可能导致枝叶茂盛、通风透光不良，进而影响果实的色泽和风味；树势过弱则可能导致果实发育不良、品质下降。因此，在栽培管理中，应根据树龄和树势采取相应的管理措施，如合理修剪、施肥、灌溉等，以保持树势的稳健和果实的优质。

2. 果实大小

不同品种和栽培条件下，果实大小存在显著差异，一般来说，果实大小与果实的品质密切相关。在一定范围内，果实越大，其可食部分越多，风味越浓郁；但果实过大可能导致果肉疏松、口感变差。此外，果实大小还会影响果实的商品性和市场价值。因此，在栽培管理中，应根据品种特性和市场需求，通过疏花疏果、合理施肥等措施调控果实大小，以获得最佳的果实品质和经济效益。

3. 结果部位和负载量

不同结果部位的果实在光照、通风、养分供应等方面存在差异，进而影响果实的品质。一般来说，树冠外围和上部的果实因光照充足、通风良好而品质较优；树冠内膛和下部的果实则可能因光照不足、通风不良而导致品质下降。负载量过大或过小也会影响果实的品质。负载量过大可能导致果实发育不良、品质下降；负载量过小则可能导致树势过旺、枝叶茂盛而影响果实品质。因此，在栽培管理中，应根据树势和品种特性合理确定负载量，并通过疏花疏果等措施调整结果部位和负载量分布，以提高果实的整体品质。

二、生态因素

（一）温度

不同果蔬种类和品种对温度的要求各异，适宜的温度条件能促进果蔬的正常生长发育。例如，苹果、梨等温带果树在适宜的低温条件下能完成休眠期，进而正常开花结果；而香蕉、杧果等热带果树则需较高的温度才能生长良好。若温度过高或过低，都会导致果蔬生长发育受阻，出现生长缓慢、落花落果、畸形果等问题，严重影响产量和品质。

温度会影响果蔬的呼吸作用、光合作用、蒸腾作用等生理过程，在适宜的温度范围内，果蔬的生理代谢旺盛，有利于营养物质的积累和品质的形成。温度过高会加速呼吸作用，消耗过多的营养物质，导致果实糖分降低、风味变淡；温度过低则可能抑制光合作用，影响营养物质的合成，同时还会增加果蔬遭受冻害的风险。

温度对果蔬的色泽、口感、风味等品质指标有显著影响，以苹果为例，在果实成熟期，适宜的昼夜温差有利于糖分的积累和着色，使果实色泽鲜艳、口感脆甜；若昼夜温差过小，则果实糖分积累不足，色泽和口感都会变差。此外，温度还会影响果蔬中香气成分的合成和积累，进而影响其风味品质。

（二）水分

果蔬生长过程中需要充足的水分供应，以满足其生理代谢和生长发育的需求，水分不足会导致植株生长缓慢、叶片萎蔫、果实发育不良等问题；水分过多则可能引起根系缺氧、烂根，甚至导致植株死亡。因此，合理的水分管理是保证果蔬正常生长发育和获得优质产量的重要措施。

果实中水分含量过高，会导致果肉质地软嫩，但贮藏过程中易腐烂变质；水分含量过低，则会使果实质地干硬，口感不佳。例如，西瓜在生长过程中若水分供应充足，则果实汁多味甜；若水分供应不足，则果实汁少味淡。此外，水分还会影响果蔬中可溶性固形物、维生素 C 等营养成分的含量，进而影响其营养品质。

（三）光照

光照强度、光照时间和光照质量都会影响果蔬的生长发育，充足的光照有利于植株进行光合作用，合成足够的有机物质，促进植株生长和果实发育。光照不足会导致植株出现生长瘦弱、叶片薄小、果实发育不良等问题。例如，在设施栽培中，若光照不足，果蔬的产量和品质都会明显下降。

光照对果蔬的色泽、糖分积累和风味形成有显著影响。以番茄为例，充足的光照有利于果实中类胡萝卜素和番茄红素的合成，可使果实色泽鲜艳；同时，光照还能促进果实中糖分的积累，提高果实的甜度和风味品质。此外，光照还会影响果蔬中维生素 C、香气成分等成分的含量，进而影响其营养和风味品质。

（四）土壤

土壤质地和结构会影响果蔬根系的生长和发育，进而影响果蔬对水分和养分的吸收。疏松、肥沃、排水良好的土壤有利于根系生长，促进植株对水分和养分的吸收，从而提高果蔬的品质。而黏重、板结的土壤则会导致根系生长不良，影响植株对水分和养分的吸收，进而降低果蔬品质。

土壤中氮、磷、钾等大量元素以及钙、镁、铁、锌等元素对果蔬的品质形成有重要影响。合理施肥、保证土壤中养分的平衡供应，有利于提高果蔬的品质。例如，氮肥过多会导致植株生长过旺，果实品质下降；钾肥充足则能提高果实的糖分含量和风味品质。

土壤酸碱度会影响土壤中养分的有效性以及根系的吸收功能，不同果蔬种类对土壤酸碱度的要求不同，适宜的土壤酸碱度有利于果蔬的生长和品质形成。例如，大多数果蔬适宜在微酸性至中性的土壤中生长，若土壤过酸或过碱，都会影响根系的生长和养分的吸收，进而降低果蔬品质。

（五）地理因素

海拔高度会影响气温、气压和光照等条件，一般来说，随着海拔的升高，气温逐渐降低，光照强度增大，昼夜温差变大。这种环境条件有利于果蔬中糖分的积累和着色，提高果实的品质。例如，高海拔地区种植的苹果、葡萄等果蔬，往往具有色泽鲜艳、口感脆甜、风味浓郁的特点。

纬度不同，太阳辐射强度和日照时间会有所差异，进而影响果蔬的光合作用和生长发育。低纬度地区光照充足、热量丰富，有利于果蔬的快速生长和成熟，但可能导致果实品质不够浓郁；高纬度地区光照时间相对较短、热量较低，果蔬生长周期较长，有利于营养物质的积累和品质的形成。

地形地貌会影响局部地区的气候条件，如山谷地区通风不良、湿度较大，可能会导致果蔬病虫害发生严重；而山坡地区通风透光良好，有利于果蔬的品质形成。此外，不同地形地貌的土壤类型和肥力状况也存在差异，进而影响果蔬的生长和品质。

三、农业技术因素

（一）施肥

1. 氮

氮是果蔬生长过程中需求量最大的元素之一，对果蔬的生长发育和品质形成具有重要作用，适量的氮肥能够促进植株的营养生长，增加叶片数量和面积，提高光合作用效率，从而增加果蔬的产量。然而，氮肥施用过多或过少都会对果蔬品质产生不利影响。氮肥过多会导致植株生长过旺，枝叶徒长，果实发育不良，糖分含量降低，风味变淡，同时还会降低果蔬的耐贮性；氮肥过少则会使植株生长瘦弱，叶片小而薄，光合作用减弱，果实产量低，品质差。因此，在施肥过程中应根据果蔬的种类、品种、生长阶段和土壤肥力状况，合理控制氮肥的施用量。

2. 磷

磷对果蔬的根系发育、花芽分化、果实成熟和品质形成具有重要作用，磷肥能够促进植株对养分的吸收和转运，提高果蔬中糖分、维生素C等营养成分的含量，改善果实的色泽和风味。同时，磷肥还能增强果蔬的抗逆性，提高其对低温、干旱等不良环境的适应能力。在果蔬生长前期，适量施用磷肥有利于根系发育和花芽分化；在生长后期，适当增加磷肥的施用量，能够促进果实成熟，提高品质。

3. 钙

钙是果蔬细胞壁的重要组成部分，对维持细胞壁的结构和功能具有重要作用，钙肥能够增强果蔬的细胞壁强度，提高果实的硬度和耐贮性，减少果实裂果、软腐等生理病害的发生。此外，钙还能参与果蔬中的生理代谢过程，调节细胞内的渗透压和酸碱平衡，影响果实的品质和风味。在果蔬生长过程中，应适时补充钙肥，特别是在果实膨大期，钙肥的施用对提高果实品质具有重要意义。

4. 其他矿物质元素及微量元素

除了氮、磷、钙等主要元素外，钾、镁、硫等矿物质元素以及铁、锌、硼等微量元素对果蔬的品质形成也具有重要作用。钾肥能够促进果蔬的光合作用和物质转运，提高果实的糖分含量和风味品质；镁肥参与叶绿素的合成，能影响光合作用效率；硫肥对果蔬中蛋白质和维生素的合成具有促进作用。微量元素虽然在果蔬体内含量较少，但却是许多酶和维生素的重要组成部分，对果蔬的生长发育和品质形成起着不可或缺的作用。因此，在施肥过程中应注重各种矿物质元素和微量元素的平衡供应，以满足果蔬生长发育的需求。

（二）整形修剪和疏花疏果

整形修剪和疏花疏果是调节果蔬生长和结果，提高果蔬品质的重要农业技术措施。

整形修剪能够调整果树的树冠结构，改善通风透光条件，使植株能够充分利用光照资源，进行高效的光合作用。通过修剪，可以去除过密的枝条、病虫枝和弱枝，减少养分的消耗，集中养分供应给结果枝和果实，促进果实的发育和品质的形成。同时，整形修剪还能控制植株的生长势，使植株生长与结果保持平衡，提高果蔬的产量和品质稳定性。

疏花疏果是指在果树开花结果期间，根据植株的生长状况和负载能力，合理去除部分花朵和果实，以调节果实的数量和大小，提高果实的品质。疏花疏果能够避免植株因结果过多而导致养分供应不足，保证每个果实都能获得充足的养分，从而使果实发育良好，大小均匀，品质优良。此外，疏花疏果还能减少植株的负载量，增强植株的抗逆性，延长果蔬的采收期和贮藏期。

（三）化学药剂的应用

1. 植物生长调节剂

植物生长调节剂是一类能够调节植物生长发育的化学物质，在果蔬生产中应用广泛。根据其作用不同，可分为促进生长、促进成熟的药剂，促进生长而抑制成熟的药剂，以及抑制生长、延缓成熟的药剂。

(1) 促进生长、促进成熟的药剂　这类药剂能够加速果蔬的生长和发育进程，使果实成熟期提前，增加产量。例如，乙烯利是一种常用的促进果实成熟的药剂，在果实成熟前适当喷施乙烯利，能够促进果实中乙烯的合成，加速果实成熟，使果实色泽鲜艳，风味浓郁。

(2) 促进生长而抑制成熟的药剂　某些植物生长调节剂在促进果蔬生长的同时，能够延缓果实的成熟，延长采收期。例如，赤霉素能够促进细胞伸长，增加植株高度和果实大小，同时还能抑制果实中乙烯的合成，延缓果实成熟，有利于果蔬的贮藏和运输。

(3) 抑制生长、延缓成熟的药剂　这类药剂主要用于控制植株的生长势，防止植株生长过旺，同时延缓果实成熟，提高果实的品质和耐贮性。例如，多效唑能够抑制植株体内赤霉素的合成，抑制茎的伸长，使植株矮化，增强抗逆性，同时还能延缓果实成熟，减少果实采后损失。

2. 保护剂

保护剂主要用于防治果蔬病虫害，减少病虫害对果蔬品质的损害。在果蔬生长过程中，合理使用杀菌剂、杀虫剂等，能够有效控制病虫害的发生和蔓延，保证果蔬的健康生长。同时，应选择高效、低毒、低残留的农药品种，严格按照使用说明书进行施药，避免农药残留超标，确保果蔬的品质安全。

第三节　果蔬采后生理

一、呼吸生理

(一) 呼吸作用与呼吸强度

1. 呼吸作用

呼吸作用是果蔬采后最基本的生理活动，是果蔬体内有机物质在酶的参与下，经过一系列的氧化还原反应，最终分解为二氧化碳和水，并释放出能量的过程。呼吸作用为果蔬的生命活动提供了必要的能量，维持着果蔬的正常代谢。根据呼吸过程中是否有氧气参与，呼吸作用可分为有氧呼吸和无氧呼吸。

2. 呼吸强度

呼吸强度是指单位质量的果蔬在单位时间内进行呼吸作用所消耗的氧气量或释放的二氧化碳量，通常用 CO_2 mg/（kg·h）或 O_2 mL/（kg·h）来表示。呼吸强度反映了果蔬呼吸作用的强弱程度，是衡量果蔬新陈代谢活跃程度的重要指标。呼吸强度越大，果蔬体内有机物质的消耗速度就越快，贮藏性就越差；反之，呼吸强度越小，果蔬的贮藏性就越好。

（二）呼吸跃变现象

呼吸跃变是指某些果蔬在成熟过程中，呼吸强度突然急剧升高的现象。具有呼吸跃变现象的果蔬称为跃变型果蔬，如苹果、香蕉、番茄等；而不具有呼吸跃变现象的果蔬称为非跃变型果蔬，如柑橘、葡萄、草莓等。

呼吸跃变是跃变型果蔬成熟过程中的一个重要生理特征，在呼吸跃变发生前，果蔬的呼吸强度相对稳定且较低；当呼吸跃变发生时，呼吸强度急剧上升，达到一个高峰值后，又逐渐下降。呼吸跃变的发生与果蔬体内乙烯的合成和释放密切相关，乙烯是一种植物激素，能够促进果蔬的成熟和衰老。在呼吸跃变期间，乙烯的大量合成和释放会加速果蔬的呼吸作用，促进有机物质的分解和转化，使果蔬的色泽、风味、质地等品质指标发生显著变化。

（三）影响果蔬呼吸强度的因素

1. 内在因素

（1）种类和品种　不同种类和品种的果蔬，其呼吸强度存在较大差异。一般来说，叶菜类果蔬的呼吸强度较大，如菠菜、生菜等；而根茎类果蔬的呼吸强度相对较小，如胡萝卜、马铃薯等。在同一类果蔬中，不同品种的呼吸强度也会有所不同，例如，早熟品种的苹果呼吸强度往往高于晚熟品种。

（2）发育阶段和成熟度　果蔬的发育阶段和成熟度对呼吸强度有显著影响。在果蔬生长发育过程中，呼吸强度会随着果蔬的生长而逐渐升高，在成熟期达到最高值，之后随着果蔬的衰老而逐渐下降。但跃变型果蔬在呼吸跃变发生前呼吸强度较低，跃变后呼吸强度迅速下降；非跃变型果蔬的呼吸强度则随着成熟度的增加而逐渐升高，但变化幅度相对较小。

2. 外在因素

（1）温度　在一定范围内，温度升高会提高果蔬体内酶的活性，促进呼吸作用，使呼吸强度增大；温度降低则会抑制酶的活性，减缓呼吸作用，降低呼吸强度。但温度过低会导致果蔬遭受冷害或冻害，影响其品质和贮藏性。因此，在果蔬贮藏过程中，应根据不同果蔬的适宜贮藏温度，合理控制贮藏温度，以降低呼吸强度，延长贮藏期。

（2）湿度　适宜的湿度有利于保持果蔬的新鲜度和水分含量，维持其正常的生理活动。如果湿度过低，果蔬会因失水而萎蔫，导致呼吸强度升高；湿度过高则容易使果蔬表面滋生微生物，引起腐烂变质，同时也会影响果蔬的呼吸代谢。一般来说，果蔬贮藏环境的相对湿度应保持在85％～95％之间。

（3）环境气体成分　环境中的氧气和二氧化碳浓度会影响果蔬的呼吸强度。在果蔬气调贮藏中，就是通过调节贮藏环境中的气体成分，降低氧气浓度，提高二氧化碳浓度，抑制果蔬的呼吸作用，降低呼吸强度，来延缓果蔬的衰老和腐烂，延长贮藏期。但氧气浓度过低或二氧化碳浓度过高会导致果蔬发生无氧呼吸或二氧化碳中毒，影响其品质。

（4）机械损伤和病虫害　机械损伤会破坏果蔬的组织结构，使果蔬体内的酶与底物直接接触，加速呼吸作用，导致呼吸强度升高。同时，机械损伤还为微生物的侵入提供了途径，容易使果蔬感染病害而腐烂。病虫害也会影响果蔬的呼吸强度，患病或受虫害的果蔬呼吸强度往往会升高，加速其衰老和死亡。

（5）植物调节物质　一些植物调节物质，如乙烯、脱落酸等，会影响果蔬的呼吸强度。乙烯能够促进果蔬的呼吸作用，加速果蔬的成熟和衰老；脱落酸则会抑制果蔬的呼吸作用，延缓果蔬的衰老进程。在果蔬贮藏过程中，可以通过使用乙烯吸收剂或脱落酸类似物等，来调节果蔬的呼吸强度，延长贮藏期。

二、蒸腾作用

（一）蒸腾作用对果蔬产品贮藏的影响

1. 失重和失鲜

在贮藏过程中，果蔬因蒸腾作用散失大量水分，导致重量减轻，即失重。对于商业经营而言，失重意味着直接的经济损失。同时，失水会使果蔬的外观发生明显变化，如果实表面皱缩、光泽度降低、色泽变暗等，极大地影响了果蔬的新鲜度和商品价值，导致消费者购买意愿下降，从而进一步影响销售和经济效益。

2. 破坏代谢活动，降低耐贮性

水分是果蔬进行各种生理代谢活动的重要介质，蒸腾作用导致的水分散失会破坏果蔬细胞内的水分平衡，影响细胞的正常结构和功能。细胞失水会使细胞膜通透性改变，细胞内的一些代谢物质外渗，导致代谢紊乱。此外，水分减少还会影响酶的活性，干扰呼吸作用、光合作用等生理过程，使果蔬的抗病性和抗逆性降低，更容易受到病原微生物的侵害和外界不良环境的影响，从而大大降低了果蔬的耐贮性，缩短了贮藏期。

（二）影响蒸腾作用的因素

1. 内在因素

（1）果蔬表面积比　果蔬的表面积与体积之比（表面积比）越大，水分散失的面积就相对越大，蒸腾作用就越强。例如，叶片类蔬菜的表面积比较大，水分散失快，在贮藏过程中更容易失水；而一些果实类果蔬，表面积相对较小，蒸腾作用相对较弱。

（2）果蔬的保护结构　果蔬表面的角质层、蜡质层等保护结构对蒸腾作用有重要影响。角质层和蜡质层能够减少水分从果蔬表面散失，从而起到保护作用。保护结构发达、完整的果蔬，蒸腾作用较弱；相反，保护结构薄或受损的果蔬，水分更容易散失，蒸腾作用较强。

（3）细胞持水力　细胞持水力是指细胞保持水分的能力，它与细胞内的胶体物质、可溶性物质等有关。细胞持水力强的果蔬，能够更好地保持细胞内的水分，减少水分散失，蒸腾作用较弱；而细胞持水力弱的果蔬，水分容易从细胞内渗出，蒸腾作用较强。

2. 外在因素

(1) 空气湿度　当空气湿度较低时，果蔬表面与周围空气之间的水蒸气压差增大，水分更容易从果蔬表面散失到周围空气中，蒸腾作用加强；反之，当空气湿度较高时，水蒸气压差减小，蒸腾作用减弱。

(2) 温度　温度升高会加速水分子的运动，使水分更容易从果蔬表面蒸发，同时还会影响果蔬的呼吸作用等生理过程，导致水分散失加快，蒸腾作用增强。一般来说，在一定范围内，温度每升高 10℃，蒸腾作用强度大约增加一倍。

(3) 空气流动　空气流动能够带走果蔬表面附近的水蒸气，降低果蔬表面与周围空气之间的水蒸气压差，从而促进蒸腾作用。风速越大，空气流动越快，蒸腾作用越强。

(4) 包装　包装材料和包装方式对蒸腾作用有显著影响。透气性好的包装材料，如纸箱、网袋等，能够使果蔬周围空气与外界空气较好地流通，对蒸腾作用的抑制作用较小；而透气性差的包装材料，如塑料薄膜等，会在果蔬周围形成相对封闭的小环境，降低空气流动速度，提高小环境内的空气湿度，从而抑制蒸腾作用。

(5) 气压　气压变化也会影响蒸腾作用。在低气压环境下，空气的密度减小，水蒸气容易扩散，蒸腾作用可能会增强；而在高气压环境下，空气密度增大，水蒸气扩散相对困难，蒸腾作用可能会减弱。不过，气压对蒸腾作用的影响相对较小，在实际贮藏过程中通常不是主要考虑因素。

(三) 抑制蒸腾作用的措施

1. 严格控制果蔬采收的成熟度，使保护层发育完全

在果蔬成熟度适宜时采收，此时果蔬表面的角质层、蜡质层等保护结构发育完全，能够有效减少水分散失，降低蒸腾作用。

2. 直接增大贮藏环境的空气湿度

通过加湿设备或在贮藏场所内放置水盆等方法，提高贮藏环境的空气湿度，减小果蔬表面与周围空气之间的水蒸气压差，从而抑制蒸腾作用。

3. 采用涂被剂，增加商品价值，同时减少水分蒸腾

涂被剂是一种能够在果蔬表面形成一层薄膜的物质，它可以阻止水分从果蔬表面散失，同时还能改善果蔬的外观，增加果蔬商品价值。

4. 增加产品外部小环境的湿度

对于采用包装的果蔬，可以在包装内放置保湿材料或使用具有保湿功能的包装材料，以提高果蔬周围小环境的湿度，抑制蒸腾作用。

5. 采用低温贮藏

低温能够降低果蔬的呼吸作用等生理活动强度，减少水分消耗，同时还能降低空气湿度对蒸腾作用的影响，从而有效抑制蒸腾作用。

三、结露

1. 果蔬结露对贮藏的影响

结露是指当果蔬表面温度低于周围空气的露点温度时，空气中的水蒸气会在果蔬表面凝结成水珠的现象。结露会使果蔬表面湿度增大，为病原微生物的生长繁殖提供了有利条件，容易导致果蔬腐烂变质。此外，结露形成的水珠还可能堵塞果蔬表面的气孔，影响果蔬的呼吸作用和气体交换，进一步降低果蔬的耐贮性。

2. 影响结露的因素

（1）温度变化　温度的突然变化是导致结露的主要原因之一。当果蔬从高温环境进入低温贮藏环境，或贮藏环境温度发生较大波动时，果蔬表面温度与周围空气温度之间的差异增大，容易发生结露。

（2）空气湿度　空气湿度越高，水蒸气含量越大，当温度下降时，更容易达到露点温度，发生结露。

（3）通风不良　通风不良会使贮藏环境内的空气湿度分布不均匀，局部空气湿度过高，同时也不利于热量的散发，容易导致结露。

3. 抑制结露的措施

（1）预冷　果蔬采收后及时进行预冷处理，降低果蔬的温度，使其接近贮藏温度，减少进入贮藏环境后因温度变化而导致结露。

（2）维持稳定的低温　在贮藏过程中，保持贮藏环境温度的稳定，避免温度的大幅波动，可减少结露的发生。

（3）在果蔬包装容器周围设置“发汗层”　“发汗层”通常采用透气性好的材料，如吸水纸等，它可以吸收果蔬表面凝结的水珠，防止水珠积聚在果蔬表面，减轻结露对果蔬的影响。

（4）适宜通风　保证贮藏场所内有良好的通风条件，使空气能够均匀流动，降低空气湿度，避免局部结露。

（5）堆积大小适当　果蔬在贮藏过程中堆积不宜过大，堆积过大会影响空气流通，导致内部温度和湿度不均匀，进而容易发生结露。合理控制堆积大小，有利于空气的流通和热量的散发。

（6）出库升温　果蔬出库时，应逐渐升温，避免温度突然升高导致果蔬表面结露。可以采用缓慢升温的方式，使果蔬适应外界环境温度的变化。

四、休眠生理

（一）休眠与贮藏

1. 休眠现象

休眠是指植物体或其器官在发育的某个时期生长和代谢暂时停顿的现象。一些块茎、鳞茎、球茎、根茎类蔬菜，在结束生长时，产品器官积累了大量的营养物质，原生质内部发生剧烈变化，新陈代谢明显降低，水分蒸腾减少，生命活动进入相对静止状态，这就是休眠。休眠是植物在长期进化过程中形成的一种适应逆境生存条件的特性，以度过严寒、酷暑、干旱等不良条件而保存其生命力和繁殖力。对果蔬贮藏来说，休眠是一种有利的生理现象，不同种类果蔬的休眠期长短不同，如大蒜休眠期一般为60～80天，马铃薯为2～4个月，洋葱为1.5～2.5个月，板栗采后有1个月的休眠期。

2. 休眠的类型

(1) 强迫休眠　大白菜、萝卜、莴苣、花椰菜及其他一些二年生蔬菜，不具生理休眠阶段，在贮藏中常因低温等因素抑制而处于强制休眠状态。低温可使这些蔬菜通过春化阶段，开春以后温度回升，就很容易发芽抽薹。

(2) 生理休眠　具有典型生理休眠的蔬菜有洋葱、大蒜、马铃薯、生姜等。这一阶段蔬菜的生理作用处于相对静止状态，各项代谢活动已降至最低限度，细胞结构出现了深刻的变化，即使提供适宜的条件也暂不发芽生长。

（二）休眠的调控

1. 调控贮藏环境条件

(1) 温度　温度是控制休眠的重要因素，低温可通过延长果蔬的强迫休眠期有效延长其贮藏期。例如，干燥后的大蒜在－2℃条件下可贮藏两年而不发芽；马铃薯在3℃条件下贮藏期可为5～10个月；洋葱在－1℃条件下可贮藏10～12个月；板栗在－2℃条件下可一年贮藏而不发芽。

(2) 湿度　维持适宜的湿度，防止过高或过低的湿度对果蔬休眠产生不利影响。

(3) 气体成分　适当提高二氧化碳浓度、降低氧气浓度，可延长某些果蔬的休眠期。如利用5%氧气和10%二氧化碳，对抑制洋葱发芽和蒜薹薹苞膨大有一定作用。不过不同果蔬种类中气体成分对休眠期的影响并不一致，因此生产上较少采用这种方法。

2. 药物处理

(1) 萘乙酸甲酯（MENA）　MENA是目前应用广泛的土豆抑芽剂之一，其具有挥发性，薯块经MENA处理后，在10℃下1年不发芽，在15～21℃下也可以贮藏几个月。在生产上使用时可以先将MENA喷到作为填充用的碎纸上，然后与马铃薯混在一块，或者把MENA药液与滑石粉或细土拌匀，然后撒到薯块上，也可将药液直接喷到薯块上。MENA的用量与处理时期有关，休眠初期用量要多一些，但在块茎开始发芽前处理时用量则可大大减少。

(2) 氯苯胺灵（CIPC）　CIPC是一种在采后使用的马铃薯抑芽剂，应该在薯块愈伤后使用（因为它会干扰愈伤过程）。美国戴寇公司生产的CIPC粉剂使用量为1.4g/kg，使用后可防止薯块在常温下发芽。使用方法为将CIPC粉剂分层均匀喷在马铃薯中，密封覆盖24～48h，待CIPC气化后，打开覆盖物通风。上述两种药物都不能在种薯上应用，使用时应与种薯分开。

(3) 马来酰肼（MH）　MH是用于洋葱、大蒜等鳞茎类蔬菜的抑芽剂。采前应用时，必须将MH喷到洋葱或大蒜的叶子上，药剂吸收后渗透到鳞茎内的分生组织中，转移到生长点，起到抑芽作用。一般是在采前2周喷洒，药液可以从叶片表面渗透到组织中。如喷药过晚，叶子干枯，就失去了吸收与运转的功能；喷药过早，鳞茎还处于迅速生长过程中，MH对鳞茎的膨大有抑制作用，会影响产量。

3. 辐射处理

采用80～100Gy的低剂量γ射线辐射处理，可抑制马铃薯、洋葱、大蒜和生姜发芽。但是，这一处理会增加马铃薯对腐烂和黑心病的敏感性，会使马铃薯热烫后易变黑，并引起洋葱内部生长点变褐。

五、成熟和衰老生理

（一）成熟和衰老的概念

成熟是指果实、种子等器官完成生长和发育过程，达到具有可食用或可繁殖状态的过程。对于果实而言，成熟时通常表现出色泽变化、质地软化、风味改善、糖酸比调整等一系列生理生化变化，使其达到最佳的食用品质。衰老则是植物器官在完成成熟阶段后，逐渐走向功能衰退、生命活动减弱直至死亡的过程。在果蔬贮藏过程中，成熟与衰老是一个连续过程，成熟是衰老的前奏，衰老则是成熟的后续发展。成熟过度往往会导致衰老加速，而衰老又会使果蔬的品质进一步下降，失去商品价值和食用价值。

（二）成熟与衰老的调控

1. 创造适宜的贮藏环境

（1）温度

① 采用适宜的低温贮藏。低温能够抑制果蔬的呼吸作用、酶活性等生理过程，减缓代谢速度，从而延缓成熟与衰老的进程。不同种类的果蔬对低温的适应性不同，需要根据其特性选择合适的低温。例如，苹果、梨等水果适宜在0℃左右的低温下贮藏，而香蕉、杧果等热带水果则不能在过低温度下贮藏，否则会发生冷害。

② 保持稳定的贮藏温度。温度的波动会对果蔬造成不利影响，加速其成熟与衰老。温度波动会刺激果蔬的呼吸作用，使营养物质消耗加快，同时还会影响细胞膜的稳定性，导致细胞内物质外渗，品质下降。因此，在贮藏过程中要尽量保持温度的稳定。

（2）相对湿度　适宜的相对湿度可以减少果蔬的水分散失，保持其新鲜度和品质。湿度过低会导致果蔬失水萎蔫，影响外观和口感；湿度过高则容易引起病原微生物的滋生，导致果蔬腐烂。

（3）气体成分　通过调节贮藏环境中的气体成分，如氧气、二氧化碳和乙烯等的浓度，可以有效地延缓果蔬的成熟与衰老。降低氧气浓度和提高二氧化碳浓度可以抑制呼吸作用，减少营养物质的消耗；乙烯是一种促进果蔬成熟与衰老的植物激素，降低乙烯浓度可以延缓果蔬的成熟进程。常用的气体调节方法有气调贮藏，包括自然气调贮藏和人工气调贮藏。

2. 化学药剂的应用

（1）延缓成熟与衰老的化合物　一些化学物质可以抑制果蔬的呼吸作用、酶活性或乙烯的合成与作用，从而延缓果蔬的成熟与衰老。例如，1-甲基环丙烯（1-MCP）是一种乙烯受体抑制剂，它可以与乙烯竞争受体，阻断乙烯信号转导，从而延缓果蔬的成熟与衰老；钙制剂可以增强细胞壁的稳定性，减少细胞内物质的渗漏，延缓果蔬的软化。

（2）促进成熟与衰老的化合物　在某些情况下，需要促进果蔬的成熟与衰老，以满足特定的市场需求。乙烯可以促进果实的成熟，在果蔬催熟过程中被广泛应用。

3. 物理技术的应用

（1）涂膜　涂膜是在果蔬表面形成一层薄膜，可以减少水分散失，抑制气体交换，降低呼吸作用，同时还能防止病原微生物的侵入。常用的涂膜材料有蜡、壳聚糖、海藻酸钠等。涂膜不仅可以延缓果蔬的成熟与衰老，还能改善果蔬的外观，提高商品价值。

（2）辐射处理　辐射处理包括γ射线、X射线、电子束等辐射方式。适当的辐射剂量可以抑制果蔬的呼吸作用，延缓果蔬的成熟与衰老，同时还能杀灭病原微生物，延长贮藏期。但辐射处理需要注意剂量的控制，过高的剂量可能会对果蔬造成损伤。

（3）电磁处理　电磁处理如磁场处理、电场处理等，可以影响果蔬的生理代谢过程，从而延缓果蔬的成熟与衰老。磁场处理可以改变细胞内水分子的结构和活性，影响酶的活性；电场处理可以影响细胞膜的通透性，调节物质的运输和代谢。不过，电磁处理在果蔬贮藏中的应用还需要进一步的研究和探索。

第四节　果蔬采后病害及预防

一、生理性病害及预防

（一）低温伤害

低温伤害是果蔬采后常见的生理性病害，主要包括冷害和冻害。

1. 冷害

（1）症状和发生冷害的临界温度　不同种类和品种的果蔬发生冷害的症状有所不同，但通常表现为表面出现凹陷、水渍状斑点、褐变、无法正常后熟、风味变劣等。例如，香蕉在冷害初期果皮会出现灰褐色斑点，随着冷害加重，斑点逐渐扩大、连片，果肉变软、发黑，失去商品价值；黄瓜遭受冷害后，瓜面会出现凹陷小斑，后期斑块连片，瓜条变软、腐烂。

果蔬发生冷害的临界温度因种类和品种而异。一般来说，热带和亚热带果蔬对低温较为敏感，如香蕉的临界温度为12～13℃，低于此温度就容易发生冷害；而温带果蔬相对耐低温，如苹果、梨等在0℃左右贮藏一般不会发生冷害，但部分品种在接近0℃时也可能出现轻微冷害症状。

(2) 影响冷害的因素

① 内部因素。

a. 种类、品种：不同种类和品种的果蔬对低温的耐受能力差异很大。热带果蔬如香蕉、杧果、荔枝等，由于其原产地气候温暖，对低温的适应能力较弱，容易发生冷害；而温带果蔬如苹果、梨、白菜等，在长期的进化过程中适应了较低的温度环境，对低温的耐受能力较强。即使在同一类果蔬中，不同品种之间也存在差异，例如，有些香蕉品种比其他品种更耐低温。

b. 成熟度：成熟度对果蔬的抗冷性有显著影响。一般来说，成熟度较低的果蔬对低温更为敏感，更容易发生冷害。这是因为未成熟的果蔬细胞结构不够完善，细胞膜的稳定性较差，在低温条件下更容易受到损伤。例如，未成熟的番茄在低温下容易发生冷害，而成熟度较高的番茄则相对耐低温。

② 外部环境因素。

a. 温度：贮藏温度是影响冷害发生的关键因素。温度越低，低于临界温度的程度越大，果蔬发生冷害的可能性就越高，冷害症状也越严重。此外，温度的波动也会增加冷害的发生概率。例如，果蔬在贮藏过程中温度频繁变化，会使细胞不断受到冷热刺激，导致细胞膜的稳定性下降，从而加重冷害。

b. 湿度：湿度对冷害的影响主要体现在对果蔬水分散失的影响上。在低温条件下，如果空气湿度过低，果蔬容易失水萎蔫，导致细胞膜的通透性增加，使冷害症状加剧。相反，适宜的高湿度可以减少果蔬的水分散失，维持细胞膜的稳定性，减轻冷害的发生。

c. 空气成分：空气中的氧气和二氧化碳浓度对冷害有一定影响。低氧和高二氧化碳环境可以降低果蔬的呼吸作用，减少能量消耗，从而延缓果蔬的成熟与衰老，在一定程度上减轻冷害。例如，在气调贮藏中，调控这两种气体比例，可以显著增强果蔬对低温的耐受能力。

d. 化学药物：一些化学药物可以影响果蔬的抗冷性。例如，钙处理可以增强细胞壁的稳定性，提高果蔬的抗冷能力；而某些激素如乙烯利处理可能会降低果蔬的抗冷性，使其更容易发生冷害。

(3) 冷害的控制

① 采用变温贮藏。变温贮藏是指根据果蔬的生理特性和贮藏阶段，适时调整贮藏温度。在贮藏初期，可以采用稍高于临界温度的温度进行贮藏，让果蔬适应贮藏环境，然后再逐渐降低温度至适宜的低温。这种方法可以减少冷害的发生，同时也能延长果蔬的贮藏期。

② 低温锻炼。在果蔬采收前，适当降低栽培环境的温度，对其进行低温锻炼，可以提高果蔬的抗冷性，使果蔬的细胞膜结构和功能得到改善，增强其对低温的适应能力。

③ 提高果蔬成熟度。适当提高果蔬的采收成熟度，使其在贮藏前具有一定的抗冷能力。但成熟度也不宜过高，否则会影响果蔬的贮藏期。

④ 提高果蔬的相对湿度。通过加湿设备或在贮藏场所内放置水盆等方法，提高贮藏环境的相对湿度，减少果蔬的水分散失，维持细胞膜的稳定性，减轻冷害的发生。

⑤ 调节气调贮藏气体组成。适当调节气调贮藏中的氧气和二氧化碳浓度，可以降低果蔬的呼吸作用，增强其对低温的耐受能力。

2. 冻害

（1）影响因素　果蔬发生冻害的影响因素与冷害类似，也受到果蔬种类、品种、成熟度以及贮藏温度、湿度、空气成分等因素的影响。但冻害对温度的要求更为严格，当贮藏温度低于果蔬的冰点时，就会发生冻害。不同果蔬的冰点不同，一般来说，含水量高、糖分低的果蔬冰点较高，更容易发生冻害。

（2）冻害的控制　控制冻害的关键是避免贮藏温度低于果蔬的冰点。可以通过选择适宜的贮藏温度、加强温度监测和调控等措施来防止冻害的发生。

（二）气体伤害

1. 低氧伤害

当贮藏环境中的氧气浓度过低时，果蔬会进行无氧呼吸，产生乙醇、乙醛等有害物质，导致细胞中毒，出现组织褐变、风味变劣等症状。控制低氧伤害的方法是合理调节气调贮藏中的氧气浓度，使其保持在适宜的范围内。

2. 高二氧化碳伤害

高二氧化碳浓度会抑制果蔬的呼吸作用，影响细胞的正常代谢，导致组织损伤。不同果蔬对二氧化碳的耐受能力不同，需要根据其特性控制气调贮藏中的二氧化碳浓度。

（三）其他生理病害

1. 矿物质元素过量或缺乏

果蔬在生长过程中如果吸收了过量的矿物质元素，如钙、镁、铁等，或者缺乏某些必需元素，如钾、硼等，都会导致生理失调，出现相应的病害症状。例如，缺钙会导致番茄、苹果等果实发生脐腐病。

2. 乙烯毒害

乙烯是一种促进果蔬成熟与衰老的植物激素，如果贮藏环境中乙烯浓度过高，会加速果蔬的成熟与衰老，缩短贮藏期。可以通过通风换气、使用乙烯吸收剂等方法降低贮藏环境中的乙烯浓度。

3. 氨伤害

在果蔬贮藏过程中，如果使用了含氨的制冷剂或消毒剂，或者贮藏环境中氨气浓度过高，会对果蔬造成伤害，导致组织出现褐变、腐烂等症状。因此，应避免在果蔬贮藏环境中使用含氨的物质，并加强通风换气，降低氨气浓度。

二、侵染性病害及预防

（一）病原菌侵染特点

1. 病原菌侵染的类型

病原菌侵染类型多样，从寄生性角度可分为专性寄生菌与非专性寄生菌。专性寄生菌如植原体，仅能寄生特定宿主；非专性寄生菌如甘蓝黑腐病黄单胞菌，可危害多种十字花科植物。从侵入途径角度可分为自然孔口侵入与伤口侵入，前者如水稻白叶枯病菌通过水孔侵入，后者如棒杆菌属通过维管束伤口侵入。

2. 病原菌侵染过程

（1）侵入前期　病原菌接种体在寄主表面形成附着胞，通过分泌黏附物质与寄主表皮建立物理接触。此阶段环境湿度、温度及寄主表面蜡质层厚度显著影响侵入成功率，例如高温干燥环境会抑制附着胞形成。

（2）侵入期　病原菌通过机械压力或酶解作用突破寄主表皮屏障。假单胞菌属通过气孔侵入，土壤杆菌属则通过维管束伤口侵入。侵入后病原菌在细胞间隙扩展，分泌果胶酶分解细胞壁组织。

（3）潜育期　病原菌在寄主体内建立寄生关系并增殖，此阶段不表现明显症状。潜育期长短受寄主抗性、病原菌毒力及环境温度影响，例如水稻白叶枯病菌在30℃下潜育期仅3～5天，而在18℃以下可能不发病。

（4）发病期　寄主出现典型病症，如腐烂、斑点、萎蔫等。真菌病害在此阶段会产生子实体（形成病征），细菌病害则通过菌脓溢出等特征（表现病征）。发病期症状类型与病原菌分泌的毒素、酶类及寄主反应直接相关。

3. 传播途径

（1）接触传播　病原菌通过直接接触传播，如嫁接时用刀具传播病毒。病株残体是重要侵染源，例如引发桃树穿孔病的病原菌可在枝条上越冬后传播至叶片。

（2）气流传播　孢子类病原菌通过风力传播，如葡萄灰霉病菌孢子可随气流扩散至数公里外。此途径依赖气象条件，湿度与风速是关键影响因素。

（3）水滴传播　病原菌通过雨水或灌溉水传播，如水稻白叶枯病菌通过水孔侵入。此途径在多雨季节会显著加剧病害发生。

（4）土壤传播　病原菌在土壤中存活并传播，如青枯雷尔氏菌可在土壤中存活数月。土壤温度、湿度及微生物群落结构等因素影响其存活能力。

（5）昆虫传播　病原菌通过昆虫媒介传播，如梨火疫病通过蜜蜂传播。昆虫取食行为、活动范围及带菌量等决定传播效率。

（二）影响发病的因素

1. 机械损伤

采收、运输过程中的机械伤口为病原菌侵入提供通道，例如苹果青霉病常通过采收时的果柄伤口侵入。

2. 温度

病原菌生长繁殖存在最适温度范围，如扩展青霉在20～25℃下繁殖最快。温度波动会诱导病原菌产生应激反应，增强其致病性。

3. 湿度

高湿度环境促进病原菌孢子萌发与侵入，例如葡萄灰霉病菌在相对湿度95%以上时萌发率显著提高。湿度还会影响寄主表皮蜡质层厚度，进而影响病原菌附着能力。

4. 气体成分

低氧环境抑制病原菌有氧呼吸，高二氧化碳浓度则干扰其能量代谢。例如气调贮藏中3%氧气与5%二氧化碳可显著抑制苹果青霉病发生。

5. 采收前田间病害侵染状况

田间病原菌基数与侵染部位决定贮藏期病害发生风险，例如采前感染灰霉病的葡萄果实贮藏期腐烂率显著高于健康果实。

6. 果蔬的生物学特性

不同种类果蔬对病原菌的抗性存在差异，例如柑橘类果实因表皮厚且含精油而具有较强抗病性。成熟度也影响果蔬的抗病性，未成熟果实因细胞壁完整而抗病性较强。

（三）侵染性病害综合防治措施

1. 农业防治

通过清园深耕减少病原基数，通过轮作和套袋阻断传播链。具体措施例如：每年对温室进行消毒；重复使用的育苗穴盘需药剂处理。同时，培育健康植株，采用营养钵育苗，寒冷季节提高地温，并用防虫网覆盖苗床；采收时避免机械伤，保证果柄切口平滑以促进愈合，及时摘除枯萎花瓣以防止病菌附着。

2. 化学防治

使用仲丁胺熏蒸剂防治炭疽病、灰霉病，使用苯并咪唑类药剂延缓青霉蔓延。但需交替使用以防抗药性，例如将多菌灵与代森锰锌轮换使用。化学药剂处理需严格遵循安全间隔期，例如采前7天停止使用杀菌剂。

3. 物理防治

（1）控制温度　低温贮藏可抑制病原活性，例如苹果在0～1℃下贮藏可显著降低青霉病发生率。

（2）控制湿度　贮藏环境湿度控制在85%以内减缓菌核病扩散，例如采用硅胶干燥剂维持湿度。

（3）气调处理　调节氧气与二氧化碳比例，例如将氧气浓度降至3%以下可抑制多数病原菌生长。

（4）辐射防腐　γ射线处理剂量为0.3～0.5kGy时可有效杀灭病原菌，同时不影响果实品质。

（5）紫外线防治　紫外线照射剂量为10～20mJ/cm^{2}时可破坏病原菌DNA结

构，例如采用 UV-C 灯处理 30min 可显著降低表面病菌数量。

4. 生物防治

利用拮抗微生物如酵母菌等，通过营养竞争、重寄生及激活宿主抗性三重机制抑制病原菌。这类拮抗微生物与植酸结合可提升防治效力，例如将木霉菌与 0.1% 植酸溶液混合使用。此外，诱导采后产品抗性也属于生物防治手段，例如用茉莉酸甲酯处理可激活果实防御酶系统。

第五节 果蔬加工概述

丰富的果蔬资源为果蔬加工业的发展提供了充足的原料。果蔬加工是中国农产品加工业中具有明显优势和国际竞争力的行业，也是中国食品工业重点发展的行业之一。果蔬加工的发展不仅是保证果蔬业迅速发展的重要环节，也是实现采后减损增值、建立现代果蔬产业化经营体系的基础。罐藏、干制、糖制等传统加工手段的技术和装备水平不断提升，速冻技术等新工艺技术也广泛地应用于各类果蔬加工制品中。

一、果蔬加工的作用

（一）防止果蔬败坏

1. 果蔬败坏的原因

（1）微生物作用　果蔬富含水分、糖分、维生素等营养物质，为微生物生长繁殖提供了良好的环境。细菌、霉菌和酵母菌等微生物在适宜的温度、湿度和酸碱度条件下，会大量繁殖并分解果蔬中的营养成分，导致果蔬变质。例如，葡萄在采摘后若不及时处理，容易受到酵母菌的侵染而发酵变质，产生酒精和异味；青霉等霉菌在潮湿环境下会在苹果表面生长，形成霉斑，并分泌毒素，使苹果失去食用价值。

（2）酶促反应　果蔬中含有多种酶，如多酚氧化酶、过氧化物酶等。在适宜的条件下，这些酶会催化果蔬中的化学反应，导致果蔬色泽、风味和质地发生变化。例如，多酚氧化酶会催化果蔬中的酚类物质氧化，产生黑色素，使果蔬表面出现褐变现象，影响其外观和品质；果胶酶会分解果蔬中的果胶物质，导致果蔬组织软化、腐烂。

（3）非酶促化学反应　果蔬中的成分在氧气、光照、温度等因素的作用下，会发生一系列非酶促化学反应，如氧化反应、美拉德反应等。这些反应会导致果蔬的营养成分损失、色泽改变和风味变劣。例如，维生素 C 在氧气和光照的作用下容易被氧化分解，降低果蔬的营养价值；美拉德反应会使果蔬产生褐变和特殊的风味物质，但过度反应会影响果蔬的品质。

（4）物理损伤　果蔬在采收、运输、贮藏和加工过程中，容易受到机械损伤，如挤压、碰撞、擦伤等。这些损伤会破坏果蔬的组织结构，使微生物更容易侵入，同时也会加速果蔬中水分和营养成分的流失，导致果蔬败坏。例如，受损的番茄在贮藏过程中更容易腐烂，因为伤口为微生物提供了入侵的通道，且水分和养分的流失也加速了番茄的衰老和变质。

2. 防止果蔬败坏的方法

(1) 密封加工　通过将果蔬装入容器并进行密封处理，隔绝外界空气和微生物的侵入，从而延长果蔬的保存期。例如，罐头食品就是采用密封加工的方法，将果蔬装入马口铁罐或玻璃罐中，经过排气、密封和杀菌处理后，在常温下可以保存较长时间而不变质。密封加工还可以防止果蔬中的水分和营养成分流失，保持果蔬的原有风味和品质。

(2) 杀菌处理　利用物理或化学方法杀灭果蔬中的微生物，以防止其繁殖，导致果蔬败坏。常见的杀菌方法有热杀菌、辐射杀菌、紫外线杀菌等。热杀菌是通过加热的方式使微生物体内的蛋白质变性、酶失活，从而达到杀菌的目的。例如，巴氏杀菌法常用于牛奶和果汁的杀菌，在相对较低的温度下（一般为60～85℃）处理一定时间，可以有效杀灭其中的病原菌和大部分腐败菌，同时又能尽量减少对食品营养成分和风味的破坏。辐射杀菌是利用γ射线、X射线或电子束等辐射能量杀灭微生物，具有杀菌效果好、不升温、不影响食品品质等优点，但成本较高，目前在一些特殊食品的杀菌中有所应用。紫外线杀菌则是利用紫外线的照射破坏微生物的DNA结构，使其失去繁殖能力，常用于食品加工场所和包装材料的表面杀菌。

(3) 干制处理　去除果蔬中的水分，降低微生物的生长繁殖条件，从而延长果蔬的保存期。干制方法有自然干制和人工干制两种。自然干制是利用自然条件，如阳光、风力等，使果蔬中的水分蒸发，如葡萄干、柿饼等就是采用自然干制的方法制成的。人工干制则是利用干燥设备，如热风干燥机、真空干燥机、冷冻干燥机等，对果蔬进行干燥处理。冷冻干燥是一种先进的干制方法，它先将果蔬在低温下冻结，然后在真空条件下使冰直接升华成水蒸气，从而去除水分。冷冻干燥可以最大程度地保留果蔬的色、香、味和营养成分，制成的干制品复水性好，但设备成本和运行成本较高。

(4) 腌制或糖制　通过在果蔬中加入盐或糖，提高果蔬的渗透压，从而抑制微生物的生长繁殖。腌制是将果蔬浸泡在盐溶液中，使盐分渗入果蔬内部，降低水分活度，从而防止微生物生长。例如，泡菜、酸菜等就是采用腌制的方法制成的。糖制则是利用糖的高渗透压作用，抑制微生物的生长，同时还能赋予果蔬甜美的风味。糖制方法有蜜制和煮制两种，蜜制是将果蔬与糖层层叠加，让糖分逐渐渗入果蔬中；煮制则是将果蔬与糖一同煮制，使糖分充分渗入果蔬中。果脯、蜜饯等就是糖制的典型产品。

(5) 利用化学方法，加入防腐剂　在果蔬加工过程中，适量加入一些化学防腐剂，可以抑制微生物的生长繁殖，延长果蔬的保存期。常用的防腐剂有苯甲酸及其钠盐、山梨酸及其钾盐、脱氢乙酸及其钠盐等。但防腐剂的使用必须严格按照国家相关标准和规定进行，过量使用会对人体健康造成危害。

(6) 冷藏、冻藏　通过降低温度来抑制微生物的生长繁殖和酶的活性，从而延缓果蔬的败坏。冷藏是将果蔬贮藏在0～10℃的低温环境中，适用于一些短期贮藏和运输的果蔬，如草莓、蓝莓等。冻藏则是将果蔬置于－18℃以下的低温环境中贮藏，可以长期保存。冻藏过程中，果蔬中的水分会结冰，微生物的生长繁殖和酶的活性基本被抑制，但冻藏可能会导致果蔬的质地和口感发生一些变化，如解冻后可能会出现汁液流失、组织软烂等现象。

（二）改善产品的风味

果蔬加工可以显著改善产品的风味。在加工过程中，通过不同的工艺和方法，可以使果蔬产生独特的风味。例如，发酵工艺可以使果蔬中的糖分等物质在微生物的作用下发生一系列化学反应，产生醇、酸、酯等风味物质，从而赋予产品独特的风味。如泡菜在发酵过程中会产生乳酸等有机酸，使泡菜具有酸爽可口的味道；葡萄酒在发酵过程中会产生多种芳香化合物，赋予葡萄酒浓郁的果香和酒香。此外，加工过程中的调味、烘烤、油炸等工艺也可以为产品增添丰富的风味。例如，果脯在制作过程中会加入糖、香料等调味料，使其具有甜美的味道和独特的香气；烘烤后的苹果片会散发出浓郁的焦香和果香等。

（三）增加花色品种

果蔬加工能够极大地增加花色品种。通过不同的加工方法和工艺，可以将一种果蔬加工成多种不同的产品。例如，苹果可以加工成苹果汁、苹果酱、苹果罐头、苹果干、苹果脯等多种产品；番茄可以制成番茄酱、番茄汁、番茄罐头、番茄粉等。同时，还可以将多种果蔬进行搭配和复合加工，开发出更多新颖的产品。如将草莓和香蕉混合制成水果冰沙，将胡萝卜、菠菜等蔬菜混合制成蔬菜汁等。这些多样化的产品满足了消费者不同的口味需求和消费场景，为市场提供了更丰富的选择。

（四）综合利用果蔬副产物

在果蔬加工过程中，会产生大量的副产物，如果皮、果渣、种子等。这些副产物中含有丰富的营养成分和生物活性物质，如果皮中含有大量的膳食纤维、维生素和抗氧化物质；果渣中含有果胶、多糖等成分；种子中含有油脂、蛋白质等。通过对这些副产物进行综合利用，可以提高果蔬的利用率，减少资源浪费，同时还能创造额外的经济价值。例如，将果皮加工成果皮粉，添加到食品中作为膳食纤维补充剂；将果渣提取果胶，用于食品工业和化妆品工业；将种子中的油脂提取出来，制成食用油或化妆品原料等。

二、果蔬加工品分类

（一）罐制品

果蔬罐藏品是将新鲜果蔬原料经预处理后，装入不透气且严密封闭的容器中，加入适量的盐水、清水或糖水，经排气、密封、杀菌等工序制成的产品。以糖水梨罐头为例，其加工流程包括原料验收、分选、摘把去皮、切半去子巢、修整、洗涤、抽空处理、分选装罐、排气、密封、杀菌冷却、检验、包装等环节。在生产过程中，分级环节至关重要，包括对原料大小、重量和品质的分级，如苹果分级可通过人工或机械分级完成；洗涤环节能洗去原料污染的泥沙、微生物和农药残留；去皮、切分、去核及去心等操作需根据不同果蔬特性进行，如桃的切分即“劈桃”，沿缝合线用人工或劈桃机完成，然后用勺形果核刀挖净果核。

（二）汁制品

果蔬汁是果蔬原料榨取汁液，经澄清过滤或均质等处理所制得的加工品。加工果蔬汁的原料要求具有良好的风味和香气，无异味，色泽美观而稳定，糖酸比合适，并且在加工贮藏中能保持这些优良的品质。果蔬取汁有打浆、压榨和浸提三种方式，采用何种方式取决于果蔬原料的质地、组织结构和生产的果汁类型。例如，打浆主要用于番茄、桃、杏、杧果、香蕉、木瓜等组织柔软、胶体物质含量高的果蔬原料，并主要用于生产带肉果蔬汁或浑浊果蔬汁；压榨可用于柑橘、梨、苹果、葡萄等大多数汁液含量高、压榨易出汁的果蔬原料；浸提法仅对山楂、李子、乌梅等干果或少数鲜果采用。

（三）糖制品

果蔬糖制品是新鲜果蔬经预处理后，加糖煮制，使其含糖量达到65%～75%的加工品，以产品形态又分为果脯和果酱两大类。果脯蜜饯类制品保持一定形态，如干态蜜饯是果蔬经糖制后，再经晾干或烘干的制品，不粘手，外干内湿，半透明，一般含糖量在75%以上，像蜜枣、苹果脯、杏脯等；湿态蜜饯是果蔬原料经糖制后，按罐藏原理保存于浓度为60%～65%的糖液中，果形完整，饱满，质地细软，味美，呈半透明；糖衣果脯有时为了改善干态蜜饯产品的外观，在其表面裹上一层透明或干燥结晶的糖衣；凉果是指用咸果坯为主原料的制品，果品经盐腌、脱盐、晒干，加配调料蜜制，再晒干而成，制品含糖量不超过35%，属低糖制品，外观保持原果形，表面干燥、皱缩，有的品种表面有层盐霜，味甘美，酸甜，略咸，有原果风味，如陈皮梅、话梅、橄榄制品等。果酱制品无须保持原来的形状，一般为高糖高酸制品，分泥状及块状两种：果蔬原料经处理后，打碎或切成块状，加糖（含酸及果胶量低的原料适量加酸和果胶）浓缩的凝胶制品。果泥是果肉经软化打浆或筛滤除渣后得到细腻的果肉浆液，加入适量砂糖（或不加糖）和其他配料，经加热浓缩成稠厚泥状，口感细腻。果糕是将果实软化后，取其果肉浆液，加糖（酸、果胶）浓缩，倒入盘中摊成薄层，再于50～60℃烘干至不粘手，切块，用玻璃纸包装。果丹皮是将制取的果泥经摊平（刮片）、烘干，制成的柔软薄片。果冻是用含果胶丰富的果品为原料，果实软化、压榨取汁，加糖、酸（含酸量高时可省略）以及适量果胶（山楂除外），经加热浓缩后而制得的凝胶制品，该制品应光滑透明，切割时有弹性，切面柔滑而有光泽。马茉兰一般采用柑橘类原料生产，制造方法与果冻相同，但配料中要适量加入用柑橘类外果皮切成的块状或条状薄片，均匀分布于果冻中，有柑橘类特有的风味，如柑橘马茉兰。

（四）酒制品

果酒是以各种果实为原料，经破碎、发酵或浸泡等工艺酿造调配而成的各种低度饮料酒。按酿造方法可分为发酵果酒、蒸馏果酒、配制果酒和起泡果酒。发酵果酒是以果汁或果浆经自然酵母或人工培养酵母，在一定条件下，经酒精发酵制成的果酒，一般由含果汁多的水果如葡萄、杨梅、柑橘、苹果、梨、猕猴桃等酿造果酒，均可采用发酵法，根据发酵程度不同，又分为全发酵果酒与半发酵果酒；蒸馏果酒是将果实经酒精发酵后，通过蒸馏提取酒精成分及芳香物质等而成，一般称果实白酒，其中以葡萄或葡萄汁为原料的产品可简称为白兰地；配制果酒一般采用含果汁较少的果品，如山楂、酸枣、红枣的果实或其他果品的果皮或鲜花等经食用酒精或白酒浸泡而成，或用果汁加酒精、糖、香精、色素等模拟发酵果酒的色、香、味制成；起泡果酒是以发酵果酒或配制果酒为基酒，充入一定量的二氧化碳，饮用时给人以“刹口感”的果酒。此外，果酒还可按含糖量不同分为干酒（≤4g/L)、半干酒（4～12g/L)、半甜酒（12～45g/L）和甜酒（45g/L)；按酒精含量不同分为低度果酒（酒精含量为17%以下）和高度果酒（酒精含量为18%以上)；按原料种类不同分为葡萄酒、苹果酒、山楂酒、杨梅酒等。

（五）干制品

果蔬干制品是指新鲜果蔬经自然干燥或人工干燥，使其含水量降到一定程度(果品15%～25%，蔬菜3%～6%）的产品。自然干燥是利用太阳光晒干，简单经济，但受天气影响较大；热风干燥是用烘干机吹热风，速度快，效率高，不过温度得控制好；冷冻干燥是先冷冻再升华水分，蔬菜的口感和颜色都能保持得很好，就是成本较高。常见的干制品有蔬菜脆片，它是将新鲜的蔬菜、水果在真空状态下脱水制成的零食，具有高营养、低脂肪的特点，采用国际先进的危害分析与关键控制点（HACCP）质量控制系统，运用国际先进的双透双渗脱水工艺，保留了果蔬中的营养成分和微量元素，产品的生产工艺流程无膨化过程，使用真空低温油浴脱水技术，避免产品进入油炸过程。此外，还有蔬菜粉及制品，将蔬菜磨成粉，方便储存和携带，且做汤、做面时均能添加，营养又提味。

（六）速冻制品

果蔬速冻产品是新鲜果蔬经预处理后，于－30～－25℃低温下，在30min内使其快速冻结所制成的产品。由于速冻果蔬采用的是快速冻结工艺并结合冷冻保藏，因此可最大限度地抑制微生物及酶的活动，使果蔬的色、香、味和营养成分的损失降低到最低水平，从而达到长期保存的目的。

（七）腌制品

蔬菜腌制品是指新鲜蔬菜经过部分脱水或不脱水，利用食盐进行腌制所制得的加工品。根据产品在生产过程中是否有显著的发酵过程，可以将其分为发酵性腌渍品和非发酵性腌渍品两大类。发酵性腌渍品用盐量较少或不用盐，在腌渍过程中有比较旺盛的乳酸发酵现象，一般还伴随有微弱的酒精发酵与醋酸发酵，利用发酵所产生的乳酸与加入的食盐、香料、调味料等的防腐力使产品得以保藏，并增进其风味，产品一般都具有明显的酸味，总酸中以乳酸为主，如干盐腌制法的西欧酸菜、中国的酸白菜，盐水腌制法的泡菜、酸黄瓜等；非发酵性腌渍品腌制时食盐用量较大，在腌制过程中，产品的发酵作用不显著，产品含酸量很低，而含盐量较高，通常感觉不出有酸味，主要是利用高浓度的食盐、糖及其他调味品来保藏和增进其风味，如盐渍菜腌制方法比较简单，只进行盐腌，利用较浓的盐液来保藏蔬菜，并通过腌制改进蔬菜的风味，在腌制过程中有时也伴有轻微发酵，可分为湿态腌菜（腌制成后，菜与腌渍液不分开，如腌白菜、腌雪里蕻等）、半干态腌菜（腌制成后，菜与腌渍液分开，但产品的含水量仍较高，产品表面湿润，如榨菜，含水量占40％～50％）、干态腌菜（腌成后，一般要进行干燥处理，产品含水量相对较低，产品表面干燥，如干笋片、梅干菜等），还有酱渍菜（在腌制后，还要浸入酱或酱油中进行酱渍处理，分为咸味酱菜和甜味酱菜）和糖醋菜类（蔬菜经过盐腌后，浸入配制好的糖醋液中处理）。

（八）果蔬脆片

果蔬脆片是以新鲜果蔬为原料，采用先进的真空油炸技术、微波膨化技术精制而成。该产品形态平整、酥脆，具有全天然和高营养的特点，不含化学添加剂和防腐剂，较少破坏果蔬中的维生素成分，被食品营养界称为“二十一世纪食品”，是国际上流行的休闲食品。

（九）鲜切果蔬

鲜切果蔬又称最少加工果蔬、切割果蔬、最少加工冷藏果蔬等，是新鲜果蔬原料经清洗、去皮、切分、包装而成的即食即用果蔬制品，所用的保鲜方法主要有微量的热处理、控制 pH 值、应用抗氧化剂、氯化水浸渍或各种方法的结合使用等。

鲜切果蔬即食即用，食用方便，能最大限度保持产品原有的品质，但货架期短，甚至比新鲜果蔬更短，必须在冷藏条件下流通。

三、果蔬加工对果蔬的要求及预处理

（一）果蔬加工对果蔬的要求

果蔬加工对原料的选择至关重要，合适的原料是保证加工品质量的基础。从品种角度看，应选择适合加工的品种，不同加工产品对品种要求各异。例如，用于制作果汁的果蔬，需选择汁液丰富、出汁率高且风味良好的品种，像柑橘类水果就因富含果汁、酸甜适口而成为制作果汁的优质原料；用于制作果脯、蜜饯的果蔬，则要求果肉厚实、含糖量较高、果胶含量丰富，这样在加工过程中能更好地保持形状并形成独特的口感。

从成熟度方面看，不同加工目的对果蔬成熟度要求不同。以番茄为例，若用于制作番茄酱，适宜选用成熟度稍低的番茄，此时番茄的酸度较高，能赋予番茄酱独特的风味；而用于制作番茄汁，则应选择成熟度较高的番茄，其甜度和香气更浓郁，能使番茄汁口感更佳。

新鲜度是另一个关键因素，新鲜果蔬的营养成分丰富、风味良好，是加工优质产品的前提。在原料收购和运输过程中，必须采取有效措施保持其新鲜度，如采用低温运输、快速周转等方式，减少果蔬在运输和储存过程中的营养损失，避免品质下降。

（二）果蔬加工原料的预处理

1. 挑选、分级

挑选的目的是剔除有病虫害、机械损伤、腐烂变质及成熟度不适宜的果蔬，确保进入加工流程的原料质量一致。分级则是根据果蔬的大小、重量、色泽、形状等指标进行分类，以满足不同加工产品的要求。例如，在苹果加工中，将苹果按直径大小分为不同等级，大果可用于制作高档果脯或罐头，小果则可用于制作果汁或果酱，这样既能提高原料的利用率，又能保证产品的质量和规格统一。

2. 清洗

清洗能去除果蔬表面的泥沙、尘土、农药残留、微生物等杂质。常用的清洗方法有流水冲洗、喷淋清洗和浸泡清洗等。对于一些表面凹凸不平或缝隙较多的果蔬，如草莓、西蓝花等，可采用超声波清洗技术，利用超声波的空化作用，使污物从果蔬表面脱落，提高清洗效果。

3. 去皮

（1）手工去皮　适用于形状不规则、产量小或对去皮质量要求高的果蔬，如荔枝、龙眼等。手工去皮虽能较好地保留果肉的完整性，但效率低、成本高。

（2）机械去皮

① 旋皮机：通过旋转的刀具将果蔬的外皮削去，适用于苹果、梨等形状较规则的果蔬，去皮效率较高。

② 擦皮机：利用摩擦力将果蔬表皮擦除，常用于土豆、胡萝卜等根茎类蔬菜，能较好地保持果蔬的形状。

③ 特种去皮机：针对特定果蔬设计的去皮设备，如柑橘去皮机，可根据柑橘的外形特点，采用特殊的剥皮方式，提高去皮质量和效率。

④ 碱液去皮：将果蔬浸入一定浓度的碱液中，利用碱液对果蔬表皮的腐蚀作用使其脱落。该方法去皮效率高、成本低，但需严格控制碱液浓度、温度和处理时间，否则会影响果蔬的品质。

⑤ 热力去皮：通过蒸汽或热水对果蔬进行短时间加热，使表皮与果肉之间的连接松弛，然后迅速冷却，表皮即可脱落。适用于番茄、桃等果蔬。

⑥ 酶法去皮：利用果胶酶等酶制剂分解果蔬表皮与果肉之间的果胶物质，使

表皮易于分离。该方法去皮条件温和，对果蔬品质影响小，但酶制剂成本较高。

⑦ 冷冻去皮：将果蔬冷冻至一定温度，使表皮与果肉因热胀冷缩系数不同而分离，然后进行去皮操作。适用于一些难以用其他方法去皮的果蔬。

⑧ 真空去皮：在真空条件下，果蔬表皮内的水分会迅速汽化膨胀，使表皮破裂并与果肉分离。该方法去皮效果好，但设备投资较大。

4. 去核、去心

对于一些果核或果心会影响产品口感和品质的果蔬，如桃、杏、苹果等，需进行去核、去心处理。可采用专门的去核、去心机械，提高处理效率和质量。

5. 切分、修整

根据加工产品的要求，应将果蔬切成适当的形状和大小，如块状、片状、丝状等。同时，应对切分后的果蔬进行修整，去除边角料和不规则部分，使产品外观整齐。

6. 破碎、取汁

对于制作果汁、果酱等产品，需将果蔬破碎后取汁。破碎设备有打浆机、榨汁机等，可根据果蔬的特性和加工要求选择合适的设备。

7. 硬化处理

在加工一些果蔬制品时，如蜜饯、罐头等，常采用硬化处理。通过将果蔬浸泡在含有钙盐、铝盐等硬化剂的溶液中，使果蔬组织细胞壁的果胶酸与钙离子、铝离子等结合，形成不溶性的果胶酸钙、果胶酸铝，从而增加果蔬的硬度和脆度，改善制品的口感。

8. 烫漂

烫漂可使果蔬中的多酚氧化酶等氧化酶失活，避免果蔬在加工和贮藏过程中发生酶促褐变，同时减少维生素C等营养成分的氧化损失。烫漂过程中，果蔬组织内的空气受热膨胀排出，使制品色泽更加鲜艳稳定，有利于后续加工过程中调味料的渗透和营养成分的溶出，改善制品的风味，提高制品的卫生质量。烫漂主要分为热水烫漂和蒸汽烫漂，其中热水烫漂是将果蔬放入热水中进行烫漂，操作简单，但易造成营养成分流失。蒸汽烫漂是利用蒸汽对果蔬进行烫漂，能较好地保留营养成分，但设备要求较高。

9. 工序间的护色处理

果蔬原料及其制品发生褐变的原因主要有非酶褐变和酶促褐变。生产上常用的护色方法有以下几种。

(1) 热烫护色　通过烫漂破坏酶活性，防止酶促褐变。

(2) 食盐溶液护色　将果蔬浸泡在一定浓度的食盐溶液中，可降低氧气溶解度，抑制酶活性，起到护色作用。

(3) 有机酸溶液护色　如柠檬酸、苹果酸等，能降低pH值，抑制多酚氧化酶活性，同时还能改善制品风味。

(4) 亚硫酸溶液护色　亚硫酸具有强还原性，能有效防止酶促褐变和非酶褐变，但需严格控制使用量，避免残留超标。

（5）抽真空护色　在真空条件下，减少果蔬与氧气的接触，抑制褐变反应。

10. 半成品保存

（1）盐腌处理

① 干腌：将食盐直接撒在果蔬表面，利用食盐的高渗透压使果蔬脱水，可抑制微生物生长。

② 湿腌：将果蔬浸泡在一定浓度的食盐溶液中，保存效果较好，但需注意对盐液浓度和温度的控制。

（2）硫处理

① 浸硫法：将果蔬浸泡在亚硫酸盐溶液中，使二氧化硫渗入果蔬组织，可起到护色、防腐作用。

② 熏硫法：将果蔬置于密闭容器中，通入二氧化硫气体，该法操作简便，但需控制熏硫时间和二氧化硫浓度。

③ 大罐无菌保藏：将半成品装入大罐中，经过高温杀菌后密封保存，可长期贮藏。

四、果蔬加工对水质的要求

在果蔬加工过程中，水质是影响产品质量和安全的关键因素之一。水在果蔬加工的各个环节（如清洗、预处理、烫漂、护色、糖制、罐头注液等）都有广泛应用，不同环节对水质的要求既有共性也有差异。

（一）基本水质要求

1. 感官指标

（1）无色透明　水中不应含有肉眼可见的悬浮物、杂质和颜色。若水带有颜色，可能会污染果蔬原料，使产品外观不佳。例如，在清洗白色或浅色的果蔬（如苹果、梨等）时，若使用带有颜色的水，会使果蔬表面着色，影响产品的色泽和商品价值。

（2）无异味　水不能存在异味。如果水有氯味、铁锈味或其他不良气味，这些气味可能会被果蔬吸收，从而影响产品的风味。比如，在制作果汁时，带有异味的水会使果汁产生不愉快的味道，降低消费者的接受度。

2. 化学指标

（1）pH 值适中　一般来说，果蔬加工用水的 pH 值应在 6.5～8.5 之间。过酸或过碱的水可能会对果蔬中的营养成分和酶活性产生影响。例如，酸性较强的水可能会破坏果蔬中的维生素 C 等营养成分；碱性过强的水则可能导致果蔬中的果胶物质发生水解，影响产品的质地。

（2）硬度合适　水的硬度主要取决于水中钙离子、镁离子的含量。硬度过高（总硬度＞450mg/L，以 $CaCO_3$ 计）的水在加工过程中容易形成水垢，不仅会堵塞管道和设备，影响生产效率，还可能影响产品的口感和品质。例如，在制作果蔬罐头时，硬水中的钙离子、镁离子可能与罐头内壁的金属发生反应，导致罐头内壁腐蚀，同时水垢也可能附着在果蔬罐头表面，影响产品的外观。而硬度过低的水可能会使果蔬在加工过程中变得软烂，不利于产品的成型和保存。

（3）重金属含量低　水中铅、汞、镉、砷等重金属离子的含量必须严格控制。这些重金属离子对人体健康有害，如果在果蔬加工过程中使用含有重金属的水，会导致重金属在产品中残留，长期食用可能会对人体造成慢性中毒。例如，铅中毒会影响儿童的神经系统发育，损害成年人的造血系统和肾脏功能。

3. 微生物指标

（1）菌落总数低　水中菌落总数应符合相关卫生标准，一般要求每毫升水中菌落总数不超过100个。微生物含量过高的水可能会污染果蔬原料，导致产品在加工和贮藏过程中腐败变质。例如，在清洗果蔬时，如果水中的细菌、霉菌等微生物含量过高，这些微生物会在果蔬表面繁殖，缩短产品的保质期。

（2）不得含有致病菌　水中不得检出大肠埃希菌、沙门菌、金黄色葡萄球菌等致病菌。致病菌的存在会对消费者的健康造成直接威胁，引发食物中毒等健康问题。

（二）不同加工环节对水质的特殊要求

1. 清洗环节

（1）水质清洁度高　清洗用水需要具有较高的清洁度，以有效去除果蔬表面的泥沙、农药残留、微生物等杂质。除了满足基本的水质要求外，还应尽量减少水中悬浮物和微生物的含量。可以采用过滤、沉淀等方法对水进行预处理，提高清洗效果。

（2）水流速度和压力合适　合适的水流速度和压力能够更好地冲洗果蔬表面，但过高的水流压力可能会损伤果蔬，尤其是对于一些质地较嫩的果蔬（如草莓、葡萄等）。因此，需要根据不同果蔬的特点调整水流速度和压力。

2. 烫漂环节

（1）水质稳定　烫漂用水需要保持水质稳定，避免在烫漂过程中因水质变化而影响产品质量。例如，水的硬度在烫漂过程中不应发生明显变化，否则可能会导致果蔬表面出现斑点或影响烫漂效果。

（2）温度控制准确　虽然水温控制主要与烫漂工艺有关，但水质也会对温度的传递和保持产生一定影响。清洁、稳定的水能够更准确地传递热量，保证烫漂温度的均匀性，从而更好地破坏酶活性、排除空气和软化组织。

3. 罐头注液环节

（1）纯净度高　罐头注液用水需要具有极高的纯净度，因为注液水会直接与果蔬接触并成为产品的一部分。如果注液水中含有杂质、微生物或有害物质，会直接影响罐头产品的质量和安全性。通常需要采用反渗透、离子交换等深度净化技术对水进行处理，确保注液水符合相关标准。

（2）无菌要求严格　为了防止罐头产品在贮藏过程中腐败变质，注液水必须经过严格的灭菌处理，达到无菌状态。常用的灭菌方法有高温瞬时灭菌、紫外线灭菌等。

第二章 果蔬罐制品加工

第一节　果蔬罐制品的加工原理

一、罐制原理

（一）罐制品与微生物的关系

1. 细菌对营养物质的需求

食品原料含有细菌生长繁殖所需的水、碳源、氮源、能源、无机盐、生长因子六大营养物质，对细菌来说是天然的良好培养基。

（1）细菌对水分的需求　细菌细胞含水量很高，一般在75%～85%，因此细菌需要从环境中吸收较多的水分才能维持其生命活动，同时细菌对营养物质的吸收，也通过水溶液的渗透和扩散作用实现。细菌能够利用的水分是自由水，降低罐头食品的水分活度，可相应地降低杀菌温度，缩短杀菌时间。若罐头中水分活度在0.85以下，大多数细菌通常不会导致食品败坏、产生毒素或引发疾病。

（2）细菌对氧气的需求　不同微生物对氧的需求有很大区别。依据细菌对氧的要求可将其分为需氧菌、厌氧菌和兼性厌氧菌。在罐制的排气密封条件下，需氧菌受到控制，而厌氧菌和兼性厌氧菌是罐头中食品败坏的重要因子，如果在加热杀菌时没有被杀死，则可能会造成罐头的败坏。

（3）细菌对酸的适应性　不同微生物具有不同的适宜生长的pH值范围，产品pH值对细菌的重要作用是影响其对热的抵抗能力，pH值越低，细菌及孢子的抗热力减弱越显著，也就提高了杀菌的效应。一般微生物能够繁殖的pH值范围是1～11，其中适宜细菌生长的pH值为3.5～9.5（最适pH值为7.0），真菌为2～11（最适pH值为6.0左右）。

2. 细菌的耐热性

（1）TDT值（热力致死时间）　指在特定温度下，将一定数量的微生物全部杀死所需的时间。TDT值可用于衡量微生物对热的耐受程度，TDT值越大，说明微生物越耐热。

(2) D 值（指数递减时间） 指在特定温度下，将微生物数量减少到原来的 1/10 所需的时间。D 值反映了微生物对热的敏感性，D 值越大，微生物越耐热。

(3) Z 值（加热致死时间曲线中，时间降低一个对数周期所需要升高的温度数） 用于表示微生物耐热性对温度变化的敏感程度。Z 值越小，说明微生物的耐热性对温度变化越敏感。

(4) F 值（杀菌效率值） 指在特定杀菌条件下，将微生物全部杀死所需的时间。F 值综合考虑了杀菌温度、时间和微生物的耐热性，是衡量杀菌效果的重要指标。

（二）罐制品杀菌公式

罐制品杀菌公式用于描述杀菌过程中的三个关键阶段：将产品加热到杀菌温度所需时间（升温阶段）、保持恒定杀菌温度的时间（恒温杀菌阶段）、冷却至安全温度所需时间（降温阶段）。公式通常表示为三个数字，用连字符连接，例如“10-20-5”，分别对应三个阶段的时间（单位：min）。温度参数（如 121℃）可作为前缀标注。该公式确保杀灭微生物的同时避免了食品过度受热，是罐制品加工工艺的核心参数。

二、影响罐制品杀菌效果的因素

（一）微生物的种类和数量

1. 微生物种类

微生物种类繁多，不同微生物对热的耐受能力差异巨大。例如，常见的需氧芽孢杆菌中，嗜热脂肪芽孢杆菌的耐热性较强，其芽孢在高温下仍能存活较长时间；而一些非芽孢杆菌，如大肠埃希菌、沙门菌等，相对耐热性较弱。厌氧芽孢杆菌中的肉毒梭菌，其芽孢具有极高的耐热性，能耐受高温长时间处理，若杀菌不彻底，肉毒梭菌产生的毒素会对人体健康造成严重危害，甚至导致死亡。因此，在罐头加工过程中，必须根据食品中可能存在的微生物种类，确定合适的杀菌条件，以确保杀灭所有有害微生物。

2. 微生物数量

食品中初始微生物数量越多，杀菌难度越大。因为微生物数量多意味着在杀菌过程中需要消耗更多的能量和时间来杀灭它们。如果食品在原料处理、加工、装罐等环节卫生控制不当，导致微生物大量污染，即使采用常规的杀菌条件，也可能无法完全杀灭所有微生物，从而造成罐头食品腐败变质。例如，在一些卫生条件较差的小型加工厂，由于原料清洗不彻底、加工设备清洁消毒不到位等原因，食品中微生物数量可能大幅超标，此时就需要提高杀菌温度或延长杀菌时间，保证杀菌效果。

（二）食品的性质和化学成分

食品的性质和化学成分对杀菌效果有着重要影响，不同的原料酸度和化学成分会导致微生物耐热性发生变化，进而影响杀菌条件的选择。

1. 原料的酸度

根据食品的酸度，可将其分为酸性食品（pH≤4.6）和低酸性食品（pH＞4.6）。酸性食品中，由于氢离子浓度较高，会抑制微生物的生长和繁殖，同时降低微生物的耐热性。例如，番茄、柑橘等水果制成的罐头，由于本身酸度较高，在杀菌过程中可采用相对较低的温度和较短的时间，就能达到良好的杀菌效果。而低酸性食品中，微生物生长环境适宜，耐热性较强，需要采用更高的杀菌温度和更长的杀菌时间来确保杀灭微生物。如肉类、蔬菜等制成的罐头，通常需要在121℃甚至更高的温度下进行杀菌处理。

2. 食品中的化学成分

食品中的化学成分也会影响微生物的耐热性。

（1）糖类　糖类对微生物有一定的保护作用，高浓度的糖溶液会降低微生物细胞内的水分活性，使微生物对热的耐受能力增强。例如，一些果酱罐头，由于含有大量的糖，杀菌时需要适当提高杀菌温度或延长杀菌时间，以保证杀菌效果。

（2）蛋白质　蛋白质在加热过程中会发生变性，这种变性可能会对微生物的细胞结构产生一定影响，但同时蛋白质也可能为微生物提供一定的保护。例如，在肉类罐头中，蛋白质含量较高，微生物在蛋白质的保护下，耐热性可能会有所增强，因此需要更严格的杀菌条件。

（3）脂肪　脂肪的存在可能会影响热量的传递，同时脂肪氧化产生的自由基等物质也可能对微生物产生一定的影响。一些含油量较高的罐头食品（如鱼类罐头），在杀菌过程中需要考虑脂肪对杀菌效果的影响，合理调整杀菌参数。

（4）盐类　适量的盐可以抑制微生物的生长，但高浓度的盐也会增加微生物的耐热性。例如，一些腌制蔬菜罐头，由于盐含量较高，杀菌时需要适当增加杀菌强度。

（三）传热方式和传热速度

罐头杀菌时，热量的传递主要是借助热水或蒸汽为介质，因此杀菌时必须使每个罐头都能直接与介质接触。热量由罐头外表传至罐头中心的速度对杀菌效果有很大影响，影响罐头食品传热速度的因素主要有以下几方面。

1. 罐头容器的种类和形式

马口铁罐比玻璃罐具有较大的传热速率，其他条件相同时，玻璃罐的杀菌时间需稍延长。罐型越大，热量由罐外传至罐头中心所需时间越长，而以传导为主要传热方式的罐头更为显著。

2. 食品的种类和装罐状态

流质食品的对流作用使传热速度较快。但糖液、盐水等传热速度随其浓度的增加而降低。块状食品加汤汁比不加汤汁的传热快。果酱、番茄沙司等半流质食品，随着浓度的增高，其传热方式越趋向传导作用，故传热较慢，特别是部分半流质食品，当温度升至某种程度时，半流质逐渐变为胶冻状态（如甜玉米糊），使整个升温过程前快后慢。总之，各种食品含水量的多少、块状大小、装填的松紧、汁液的多少与汁液浓度等，都会直接影响传热速度。

3. 罐头的初温

罐头在杀菌前的中心温度叫初温。初温的高低会影响罐头中心达到所需杀菌温度的时间，因此在杀菌前注意提高和保持罐头食品的初温（如装罐时提高食品和汤汁的温度、排气密封后及时进行杀菌等），就容易在预定时间内获得杀菌效果，这对于不易形成对流和传热较慢的罐头尤为重要。

4. 杀菌锅的形式和罐头在杀菌锅中的状态

静置式杀菌锅不及回转式杀菌锅效果好。因后者能使罐头在杀菌时进行转动，罐内食品形成机械对流，从而提高传热性能，加快罐内中心温度上升，缩短杀菌时间。

（四）海拔高度

海拔高度主要通过影响大气压，进而影响水的沸点和杀菌设备的性能，对罐头杀菌效果产生间接影响。

1. 大气压与水的沸点关系

随着海拔高度的升高，大气压逐渐降低，水的沸点也会相应降低。例如，在海拔1000m的地方，水的沸点约为97℃；而在海拔3000m的地方，水的沸点可能降至90℃左右。在罐头杀菌过程中，通常采用水作为加热介质，水的沸点降低意味着若沿用平原地区的杀菌压力设置，则无法达到所需的杀菌温度。

2. 对杀菌设备性能的影响

在高海拔地区，杀菌设备的性能可能会受到一定影响。一些杀菌设备是按照标准大气压设计的，在低气压环境下，设备的加热效率、压力控制等方面可能会出现偏差，从而影响杀菌效果。为了保证高海拔地区罐头的杀菌质量，需要采取相应的措施，如增加杀菌压力、延长杀菌时间或采用特殊的杀菌设备等。

第二节　果蔬罐制品加工技术

一、装罐

（一）容器的准备和处理

在装罐前，需对容器进行全面检查与处理。对于金属罐，要仔细查看罐体是否有凹陷、划痕、锈斑等缺陷，因为这些缺陷可能影响罐体的密封性和强度。检查罐盖与罐身的配合是否紧密，卷边处是否完好，有无裂缝或松动。若发现问题罐，应及时剔除。处理时，通常会对金属罐进行清洗，去除表面的灰尘、油污等杂质，可采用清水冲洗或使用合适的清洁剂，但要注意清洁剂残留问题，确保冲洗干净。对于玻璃罐，同样要检查罐体是否完整，有无裂纹、气泡等瑕疵，罐口是否平整光滑。清洗玻璃罐时，可使用温水和软布轻轻擦拭，避免使用硬物刮擦，以防划伤罐体。

（二）罐液的配制

1. 糖液的配制

（1）糖液的浓度　糖液浓度对罐头品质有重要影响。浓度过低，无法有效抑制微生物生长，且影响罐头风味；浓度过高，会使罐头过甜，掩盖果蔬本身风味，还可能导致糖结晶析出，影响产品外观和口感。一般根据果蔬种类、含糖量及消费者口味需求来确定糖液浓度，如大多数水果罐头糖液浓度在14%～40%之间。

（2）配制糖液的主要原料　常用原料有白砂糖、饴糖、蜂蜜等。白砂糖纯度高，溶解性好，是配制糖液的主要原料；饴糖甜度较低，黏性较大，可增加糖液稠度；蜂蜜具有独特风味和营养成分，可用于配制特色罐头糖液，但成本较高。

（3）糖液配制方法　有直接法和间接法两种。直接法是将白砂糖直接加入适量水中，加热搅拌至完全溶解，此方法简单快捷，但糖液浓度不易精确控制。间接法是先根据所需糖液浓度和体积，计算出所需白砂糖和水的量，然后分别称取白砂糖和水，将水加热至一定温度后，缓慢加入白砂糖，边加边搅拌，直至完全溶解，此方法可精确控制糖液浓度。

（4）糖液配制时的煮沸处理　糖液配制后必须经过煮沸处理。煮沸可除去糖液中的杂质、微生物和部分氧气，减少罐头贮藏期间发生氧化变质和微生物污染的可能性；同时，煮沸能使糖液浓度更均匀，提高糖液质量。煮沸时间一般为3～5min，煮沸过程中要不断搅拌，防止糖液局部过热焦化。

2. 盐水的配制

盐水主要用于腌制蔬菜类罐头。配制盐水时，要根据蔬菜种类和腌制要求确定盐水浓度，一般盐水浓度在2%～10%之间。将食盐加入适量水中，搅拌至完全溶解，可适当加热以加速溶解。配制好的盐水也需进行过滤，去除杂质，保证盐水质量。

（三）装罐操作

1. 确保装罐量符合要求

装罐量要严格按照产品标准执行，过多或过少都会影响罐头品质。装罐量过多，在加热杀菌时，内容物膨胀可能导致罐头变形、破裂或密封不良；装罐量过少，罐内空间大，空气多，易引起氧化变质，且影响产品外观和消费者接受度。一般通过称重或量体积的方式控制装罐量。

另外，罐内应保留一定的顶隙，合适的顶隙一般为3～8mm，具体数值根据罐型和内容物性质而定。顶隙过小，加热杀菌时内容物膨胀无足够空间，易造成罐头变形、破裂；顶隙过大，罐内空气多，易引起氧化变质，且影响罐头密封性。

2. 保证内容物在罐内的一致性

同一罐内果蔬的大小、形状、成熟度等应尽量一致，以保证罐头品质的均匀性。例如，水果罐头中，若果实大小差异过大，在加热杀菌时，小果可能已过度软化，而大果还未达到杀菌要求，影响整体品质。

3. 保证产品符合卫生要求

装罐过程中要严格遵守卫生操作规程，操作人员要穿戴整洁的工作服、工作帽、口罩和手套，保持操作环境清洁卫生，防止微生物污染罐头。装罐工具也要定期清洗消毒，确保产品卫生安全。

二、排气

（一）排气的作用

① 抑制好氧性细菌及霉菌的生长发育，减轻杀菌负担。罐内空气减少，氧气含量降低，可抑制需氧微生物的生长繁殖，降低杀菌难度，提高杀菌效果。

② 防止或减轻因加热杀菌时内容物的膨胀而使容器变形，影响罐头卷边和缝线的密封性；防止加热时玻璃罐“跳盖”。排气后罐内压力减小，在加热杀菌时，内容物膨胀产生的压力相对较小，可减少对罐体和密封结构的破坏，保证罐头密封性。

③ 减轻铁罐内壁的氧化腐蚀和内容物的变质，减少维生素C和其他营养物质的损失，较好地保持产品的色、香、味，减少或防止氧化变质，延长罐头制品的贮藏寿命。罐内空气减少，可降低氧化反应速率，减少营养成分损失，防止品质变化。

④ 使罐头内保持一定的真空状态，罐头的底盖维持一种平坦或向内凹陷的状态，这是正品罐头的外部特征，便于成品检查。消费者可通过观察罐头底盖状态判断罐头是否密封良好，有无变质可能。

⑤ 因为容器内含有较多空气时，空气的热导率远小于水，传热效果差，加热杀菌时传热会受阻，所以排气可加速杀菌时的热传递，提高杀菌效率，保证杀菌效果。

（二）排气的方法

1. 热力排气法

将装好罐的罐头放入排气箱或杀菌锅中，利用加热使罐内空气和内容物中的水分受热膨胀而排出。热力排气法又可分为加热排气和蒸汽喷射排气两种。加热排气是将罐头放入热水或蒸汽中进行加热，使罐内空气和水分排出；蒸汽喷射排气是向罐内喷射高温蒸汽，使罐内空气被蒸汽置换并排出。热力排气法操作简单，排气效果较好，但可能会使罐内内容物受热过度，影响品质。

2. 真空排气法

利用真空泵将罐内空气抽出，形成真空状态。真空排气法既可在装罐后立即进行，也可在密封前进行。此方法排气速度快，对内容物品质影响小，但需要专门的真空排气设备，成本较高。

三、密封

密封是罐头加工的关键环节，直接影响罐头的贮藏性能和品质。密封操作要在排气后尽快进行，防止罐内空气重新进入。对于金属罐，通常采用封罐机进行密封，将罐盖与罐身紧密卷边，确保密封良好。封罐时要控制好封罐压力和卷边宽度，压力过小或卷边宽度不足，可能导致密封不严；压力过大或卷边宽度过大，可能会损坏罐体。对于玻璃罐，可采用旋盖或压盖的方式进行密封，旋盖时要保证盖与罐口的螺纹配合紧密，压盖时要确保盖与罐口之间的密封垫完好无损，密封良好。密封后要对罐头进行密封性检查，可采用敲击法、水浴法等方法，检查罐头是否有漏气现象。

四、杀菌

（一）杀菌类型

1. 常压杀菌

常压杀菌适用于酸性罐头食品，如大多数水果罐头。将密封好的罐头放入常压杀菌锅中，加入适量水，加热至沸点（一般为100℃），保持一定时间进行杀菌。杀菌时间根据罐头大小、内容物性质和微生物种类等因素确定，一般为10～30min。常压杀菌设备简单，操作方便，但杀菌温度相对较低，杀菌效果有限，仅适用于耐热性较弱的微生物。

2. 加压杀菌

加压杀菌适用于低酸性罐头食品，如肉类、蔬菜类罐头。低酸性食品中可能存在耐热性较强的芽孢菌，需要更高的杀菌温度才能将其杀灭。加压杀菌是将罐头放入加压杀菌锅中，通过向锅内加压，使锅内水温超过100℃，一般杀菌温度在110～121℃之间。

（二）杀菌步骤

无论采取哪一种杀菌方法，其共同的杀菌操作步骤均可分为以下三个阶段：

（1）排气升温阶段　将杀菌锅内的空气排出，同时向锅内加入蒸汽或热水，使锅内温度逐渐升高至杀菌温度。此阶段要控制好升温速度，避免因升温过快导致罐头破裂。

（2）杀菌阶段　保持杀菌锅内温度和压力稳定，使罐头在规定的时间内进行杀菌。杀菌时间根据罐头大小、内容物性质、杀菌温度和微生物种类等因素精确计算，一般为20～60min。

（3）消压降温阶段　杀菌结束后，要缓慢降低杀菌锅内的压力，使锅内温度逐渐下降。消压降温速度不宜过快，否则可能导致罐头变形或破裂。可采用自然冷却或向锅内加入冷水等方式进行降温。

五、冷却

杀菌后的罐头要立即进行冷却，以防止罐内内容物继续受热，影响品质。冷却方式有水冷却和空气冷却两种。水冷却速度快，冷却效果好，但可能会使罐头表面生锈，且冷却水要符合卫生要求，防止二次污染。空气冷却速度较慢，但不会使罐头表面生锈，适用于一些对冷却速度要求不高的罐头。冷却后要对罐头进行擦干处理，去除表面水分，防止生锈和变质。

六、检验

（一）感官检验

1. 罐头容器检验

检查罐头容器外观是否完整，有无变形、凹陷、鼓盖、生锈等现象；罐盖与罐身的卷边是否紧密，有无裂缝或松动；标签是否清晰、完整，内容是否符合要求。

2. 罐头内容物质量检验

观察罐头内容物的色泽、形态、组织状态等是否符合标准。如水果罐头应色泽鲜艳，形态完整，无软烂、变色等现象；肉类罐头应肉质鲜嫩，无异味，汤汁清澈等。同时，还要品尝罐头内容物的口感和风味，判断是否符合产品特色。

（二）理化检验

理化检验主要包括对罐头的酸度、糖度、盐度、微生物指标、重金属含量等进行检测。通过理化检验，可准确了解罐头的品质和安全性，确保产品符合相关标准和法规要求。

第三节　果蔬罐制品质量控制点及预防措施

一、胀罐

（一）物理性胀罐

1. 原因

① 罐头内容物装得太满，顶隙过小，在加热杀菌等过程中，内容物受热膨胀没有足够空间，易导致胀罐。

② 排气不足，罐内空气残留过多；加压杀菌后，降压过快，冷却过速，会使罐内外压力不平衡，从而引发胀罐。此外，在高气压条件下生产的罐头运往低气压环境，或低海拔区域生产的罐头运往高海拔区域，也可能因压力变化导致胀罐。

2. 预防措施

① 确保装罐量符合标准，罐头顶隙大小要适宜，一般控制在3.2～8.0mm，避

免内容物过满。

② 提高排气时罐内的中心温度，使排气充分，封罐后能形成较高的真空度(达39990～50650Pa)。采用加热或加压杀菌时，降温与降压速度不宜过快，保证罐内外的压力平衡。

③ 将罐头制品贮藏温度控制在0～10℃，减少因温度变化导致的压力变化。

(二) 化学性胀罐

1. 原因

在酸性或高酸性金属罐罐头中，罐内容物中有机酸含量较高，罐内壁迅速腐蚀，罐制容器中锡、铁元素与有机酸发生化学反应，产生大量的氢气，使罐内压增大而导致胀罐，又称为氢胀罐。

2. 预防措施

① 采用涂层完整而均匀的抗酸全涂料钢板制罐，提高容器对酸的抗腐蚀性能。

② 防止空罐内壁受机械损伤而出现裸铁现象，避免罐内壁与内容物直接发生化学反应。

(三) 细菌性胀罐

1. 原因

① 罐头在杀菌过程中，未能有效杀灭致病菌和腐败菌，残存的微生物在适宜条件下繁殖生长，分解内容物产生气体，使罐内压力增大而造成胀罐。

② 罐盖密封不严，导致细菌重新侵入罐内，在贮藏过程中分解罐内食品而产生气体，引发胀罐。

2. 预防措施

① 对罐藏原料充分清洗或消毒，严格注意加工过程中的卫生管理，防止原料及半成品的污染。加快生产流程，尽可能缩短半成品处理时间，原料预煮到杀菌的时间不应超过2.5h，罐头封盖到杀菌的时间不应超过30min。

② 针对不同品种、罐型，采取适宜的杀菌条件，确保杀菌的温度和时间，实现杀菌的预期效果。在高海拔地区要适当延长杀菌时间；采用加压杀菌时，必须将杀菌罐内的空气排净。

③ 注意罐盖及其卷边的大小，抽样检查卷边的密封性，以防罐盖太小而导致卷边的密封性差，防止密封不严而泄漏。冷却水应符合食品卫生要求，或经氯化处理等。

④ 罐头生产过程中，及时抽样保温处理，发现问题及时处理。

二、罐壁的腐蚀

(一) 原因

1. 均匀腐蚀

罐壁均匀腐蚀通常是由于罐内食品与罐壁材料发生了缓慢的化学反应。例如，在一些酸性较强的果蔬罐头中，食品中的有机酸会持续与罐壁金属（如铁、锡等）发生反应，导致罐壁金属逐渐溶解，厚度均匀变薄。这种腐蚀速度虽然相对较慢，但长期积累也会影响罐壁的强度和密封性。

2. 集中腐蚀

集中腐蚀往往出现在罐壁的某些特定部位，如焊缝处、卷边处或罐壁有划痕、损伤的地方。这些部位由于金属结构不连续或存在缺陷，更容易成为腐蚀的起始点。在食品中电解质和氧气的作用下，局部腐蚀反应会加剧，形成小孔或坑洼，严重时会导致罐壁穿孔。

3. 其他腐蚀现象

其他腐蚀现象还包括电化学腐蚀，当罐内存在不同金属部件或金属表面存在电位差时，在电解质溶液（如食品汁液）的作用下，会发生电化学反应，加速罐壁金属的腐蚀。另外，一些特殊成分的食品，如含有硫化物的食品，会与罐壁金属发生化学反应生成硫化物，导致罐壁腐蚀变色。

（二）预防罐壁腐蚀的措施

① 对果实加强清洗及消毒，用0.1%盐酸浸泡5～6min后冲洗，脱去农药，减少可能引起腐蚀的杂质残留。

② 对含空气较多的果实进行抽空处理，降低原料组织中空气含量，进而降低罐内氧浓度，减缓氧化腐蚀。

③ 加热排气要充分，提高罐内真空度，减少罐内氧气，降低腐蚀发生的可能性。

④ 对于含酸或含硫高的内容物，容器内壁采用抗酸或抗硫涂料，形成保护层，隔绝食品与罐壁金属的直接接触。

⑤ 控制罐头制品贮藏环境的相对湿度在70%～75%，并在罐外壁涂防锈漆，防止罐外壁锈蚀。

三、变色及变味

（一）变色

1. 原因

许多果蔬罐头在加工过程中或在贮藏运销期间，常发生变色现象。这主要由金属离子的作用，以及果蔬中的某些化学物质在酶、罐内残留氧的作用下产生的酶褐变，或长期贮温偏高引发的非酶褐变所致。变色发生后会影响产品的质量指标，虽然一般无毒，但直接影响到外观色泽，故应尽量防止。

2. 预防措施

① 选用花青素及单宁物质含量较低的原料制作罐头。如加工桃罐头时，核洼处的红色素应尽量去净。

② 加工过程中，对某些易变色的果蔬原料如苹果、梨等，去皮、切分后，迅

速浸泡在稀盐水（1%～2%）或稀酸中护色。此外，果块抽空时，防止果块露出液面。

③ 装罐前根据不同品种的制罐要求，采用适宜的温度和时间进行热烫处理，破坏酶的活性，排出原料组织中的空气。

④ 加注的糖水中加入适量的抗坏血酸，可有效防止苹果、梨、桃等变色。

⑤ 原料去皮、切分后应浸泡在0.1%～0.2%的柠檬酸溶液中。

⑥ 配制的糖水应煮沸，随配随用。如需加酸，则加酸的时间不宜过早，避免蔗糖的过度转化，否则过多的转化糖遇氨基酸等易产生非酶褐变。

⑦ 加工中，所用器具通常用不锈钢制品。

⑧ 控制罐头的贮存温度，温度低则褐变程度轻，高温则加速褐变。

（二）变味

1. 原因

① 杀菌环节未达标，部分耐热微生物存活。在适宜温度、湿度条件下，微生物迅速繁殖，分解罐内营养物质，产生异味。如霉菌滋生会带来霉味，细菌活动可能产生酸败味。密封不严也是一大隐患，外界微生物趁机侵入，在罐内生长代谢，导致罐头变味。

② 罐内食品成分复杂，易发生化学反应。若罐内氧气残留，会与食品成分发生氧化反应，产生异味。食品中的氨基酸、糖类等成分在高温、有氧等条件下，可能发生美拉德反应等非酶褐变反应，不仅使食品变色，还会产生特殊气味。此外，若罐壁金属与食品中的酸性物质发生反应，产生金属离子，也会影响食品风味。

③ 原料处理环节，清洗不彻底会使杂质、异味物质残留；预煮时间、温度不当，可能导致食品风味物质流失或产生不良风味。加工过程中，若不同批次、不同风味的食品原料或添加剂混用，也可能造成变味。

2. 预防措施

① 根据食品特性和罐型，确定合适的杀菌温度和时间，确保达到商业无菌标准。采用高质量的密封材料和先进的密封技术，加强密封质量检测，防止微生物侵入。

② 合理控制预煮条件，保留食品风味物质。避免不同风味原料和添加剂混用，减少交叉污染风险。

③ 将罐头贮存在干燥、通风、阴凉的环境中，避免高温、高湿环境加速化学反应和微生物繁殖。

四、罐内汁液的浑浊和沉淀

引起罐内汁液发生浑浊、沉淀现象的原因有多种，如加工用水中钙、镁等金属离子含量过高（水的硬度大）；原料成熟度过高，热处理过度，使罐头内容物软烂；制品在运销中震荡过剧，而使果肉碎屑散落；罐头贮存过程中内容物由于物理或化学影响而发生沉淀等。应针对上述原因采取相应的措施。

第三章 果蔬糖制品加工

第一节 果蔬糖制品的加工原理

一、食糖的性质

（一）溶解度和晶析

1. 溶解度规律

各种纯净的食糖在一定的温度下都有一定的溶解度，且溶解度随着温度升高而增大。例如，蔗糖在20℃时的溶解度为67.1%，而当液温为90℃时，溶解度上升为80.6%。这一特性使得在糖制过程中，可以通过控制温度来调节糖液的浓度，从而满足不同的加工需求。

2. 晶析现象及影响

当糖液浓度达到过饱和时即出现晶析，其结果会降低含糖量，削弱保藏作用，影响制品品质。在果蔬糖制品加工中，若糖煮后贮温低于10℃，就容易出现过饱和而晶析的情况。例如，一些糖制品在保存过程中，如果环境温度变化较大，导致糖液温度降低，就可能发生晶析，使制品表面出现糖霜，不仅影响外观，还会降低制品的甜度和保藏性。

3. 避免晶析的方法

为了避免糖制品中蔗糖的晶析，可加入一定量的转化糖、饴糖、淀粉糖浆等。这些物质能降低蔗糖的结晶速度，增进糖液的饱和度。例如，在制作山楂脯时，加入部分饴糖或淀粉糖浆，可以防止制品在保存过程中出现晶析现象，保持制品的品质和口感。

（二）吸湿性

1. 不同糖的吸湿性差异

糖的吸湿性无论是对糖及其制品的贮藏保管，还是对蜜饯的生产均有影响。糖类的吸湿性以果糖为最强，葡萄糖次之，蔗糖最弱。例如，在潮湿的环境中，果糖容易吸收空气中的水分，而蔗糖则相对较难。

2. 吸湿性对制品的影响

糖制品吸湿后，会发生潮解和结块现象，造成糖制品中渗透压下降，水分活性增加，削弱其保藏作用。干态果脯若在湿度较高的环境贮藏，由于果脯吸湿回潮，表面会变黏甚至流糖，既有损外观，也削弱其保藏作用，容易引起发霉变质。例如，一些干态果脯在梅雨季节如果保存不当，就容易因为吸湿而变质。

（三）转化性

1. 转化反应及条件

蔗糖是非还原性双糖，若与稀酸共热或在酶的作用下，能水解成等量的葡萄糖和果糖，将生成的等量葡萄糖和果糖混合物称为转化糖。在常规加工温度下，蔗糖转化适宜的 pH 值为 2.5，当转化糖含量达到 30％～40％时，就能有效地防止蔗糖晶析，其制品质量最佳。例如，在蜜饯生产中，通过控制酸度和温度，使蔗糖发生一定程度的转化，可以提高制品的质量和保藏性。

2. 转化性对制品的影响

蔗糖水解生成转化糖，一方面抑制了糖液结晶的产生，提高了糖液的饱和度，增大了渗透压，从而提高了制品的保藏性，并赋予蜜饯以紧密细致的质地，增进了产品的品质和风味；另一方面，由于转化糖吸湿性强，在生产“返砂”蜜饯时，转化糖的增加会使制品吸湿回潮，给贮藏带来困难，从而造成变质。

（四）甜度

1. 不同糖的甜度比较

甜度通常是以蔗糖为基准的相对甜度，若以蔗糖为 100，则果糖为 173，葡萄糖为 74，转化糖为 127。蔗糖的甜度与转化糖比较：当糖液浓度为 10％时，两者等甜；低于 10％时，则蔗糖甜度大于转化糖；高于 10％时，则转化糖甜度大于蔗糖。另外，温度对糖的甜度也有一定影响：当 10％浓度的糖液处在 50℃时，果糖与蔗糖等甜；低于 50℃时，则果糖甜于蔗糖。

2. 甜度对制品风味的影响

甜度增进了制品的风味，但要调整适当的糖酸比以获得最佳的风味。例如，在制作果酱时，需要根据果实的酸度和甜度，合理调整糖的用量，以达到最佳的口感和风味。

（五）沸点

1. 糖液沸点与浓度的关系

糖液沸点随着糖液浓度增大而升高。常压下不同糖液浓度的沸点不同，例如，糖液沸点在 112℃时，其浓度约为 80％；沸点达 136℃时，糖液滴入冷水中即成硬粒，在沸腾的糖液中搅拌亦能返砂。

2. 沸点在糖制中的应用

糖煮时常利用糖的沸点温度来测定糖液的浓度和控制糖煮的终点。例如，在制作果脯时，通过观察糖液的沸点，可以判断糖液的浓度是否达到要求，从而决定是否停止糖煮。

二、食糖的保藏作用

（一）高渗透压作用

1. 高渗透压的产生及原理

低浓度糖液是微生物的良好培养基，但在高浓度下能产生强大的渗透压。1%（质量分数）蔗糖约产生 70.9kPa 的渗透压。通常糖制品的糖浓度在 50%以上，能使微生物细胞原生质脱水收缩，发生生理干燥而失去活力，从而能使制品得以较长时间的保藏。

2. 高渗透压对微生物的抑制作用

高渗透压作用能使附着在食品上的微生物无法从加工制品上吸取营养，从而不能生长繁殖，甚至使其细胞内的水分渗透出来，使细胞的原生质脱水收缩，发生生理干燥，迫使其处于假死或休眠状态。但是某些霉菌和酵母菌较耐高渗透压，因此为了有效抑制微生物，糖制品的含糖量要求达到 60%～65%或以上，或可溶性固形物含量达到 68%～75%；对于可溶性固形物含量为 65%～68%的制品，更须含有足量酸分，才有良好的保藏效果。

（二）抗氧化作用

1. 高浓度糖液对氧溶解度的影响

氧在糖液中的溶解度小于纯水中的溶解度，并且糖液浓度愈高，氧的溶解度愈低。如浓度为 60%的蔗糖液，在 20℃时氧的溶解度仅为纯水含氧量的 1/6。

2. 抗氧化作用对制品品质的保持

原料在糖液中浸渍或煮制，因氧含量少而利于制品色泽、风味、维生素 C 的保存，同时可增强对好气微生物的抑制能力。例如，在制作果酱时，高浓度的糖液可以减少氧气的溶解，防止果酱中的维生素 C 被氧化，保持果酱的色泽和风味。

（三）降低水分活度

1. 水分活度的概念及与微生物生长的关系

食品的水分活度（Aw 值）是表示食品中游离水可利用性的指标。大部分微生物要求 Aw 值在 0.9 以上。当食品中可溶性固形物含量增加，会束缚更多游离水，即 Aw 值变小，微生物就会因可利用游离水的不足而受到抑制。

2. 降低水分活度对制品保藏的作用

如干态蜜饯的水分活度在 0.65 以下时，能抑制大部分微生物的活动，果酱类和湿态蜜饯的水分活度在 0.75～0.8 时，多数霉菌和一般酵母菌的活动会受到抑制。对耐渗透压的酵母菌，需借助包装减少空气或采用真空包装，才能有效抑制其生长。例如，通过糖制工艺，降低果蔬糖制品中的水分活度，可以延长制品的保质期，防止微生物生长繁殖。

三、果胶的作用

（一）胶凝作用

1. 高甲氧基果胶形成凝胶的条件

（1）糖浓度　需加糖（如蔗糖）60%～65%，或可溶性固形物含量达到55%以上。这是因为高糖浓度会使糖争夺水分子，致使中性果胶分子溶剂化程度大大降低，有利于形成分子间氢键和凝胶。例如，在制作果酱时，若糖浓度不足，可能无法使高甲氧基果胶形成理想的凝胶结构，导致果酱质地稀薄。

（2）pH值　凝胶的最适pH值范围为2.0～3.5。低pH值可阻止羧基离解，使高度水合作用和带电的羧基转变为不带电荷的分子，从而使分子间斥力减小，分子水合作用降低，有利于分子间的结合和三维网络结构的形成。若pH值过高，果胶分子上的带电荷基团增多，相互排斥力增大，不利于凝胶的形成。

（3）果胶含量　果胶含量一般要在0.3%～0.7%之间，且果胶含量越高，相互间越容易形成结合区，凝胶形成越容易。不过，含量过高也可能导致凝胶质地不均匀等问题。

（4）温度　在室温至沸腾间的温度范围内，50℃以下温度越低凝胶越快。温度对凝胶的形成影响较大，高温或加热时间长时，可使果胶凝胶能力下降。

2. 低甲氧基果胶形成凝胶的条件

（1）二价阳离子

如Ca^{2+}是形成凝胶的关键因素。一般每克果胶需搭配的Ca^{2+}最低用量为4～10mg，Ca^{2+}能与低甲氧基果胶分子上的羧基形成“蛋盒”模型式结合区，从而形成凝胶。

（2）pH值　在pH值2.5～6.5之间均能形成凝胶，对pH值要求相对不严格。

（3）温度　温度对凝胶的形成影响很大，在0～30℃之间，温度越低，凝胶强度越大。但温度过低可能会影响生产效率，需要在实际生产中进行平衡。

（4）糖浓度　低甲氧基果胶形成凝胶与含糖量无关，不过加入10%～20%的蔗糖，可使凝胶的质地更好。

（二）保脆作用

1. 保脆原理

果胶物质中的果胶酸易与钙离子、铝离子结合，生成果胶酸盐的凝胶，使果蔬的细胞相互黏结、硬化。这样可防止在加工过程中，因加热糖煮而使原料软烂，从而达到保脆的目的。

2. 实际应用

在果脯、蜜饯的加工中，利用果胶的保脆作用可以保持制品的硬脆口感。例如，在制作山楂条、山楂糕、果丹皮等产品时，果胶能使果蔬组织细胞保持一定的结构，防止在加工过程中因加热、糖煮等操作而使原料变得软烂，使产品具有更好的口感和品质。同时，在农产品保鲜包装中，保护原果胶以免水解也十分重要，因为原果胶能使果实坚实脆硬，而当原果胶发生酶促水解反应后，会使植物的组织细胞解体，肉质变得绵软，影响农产品的质量和耐贮性。

第二节　果蔬糖制品加工技术

一、果脯、蜜饯类加工技术

（一）原料选择

原料的选择是果脯、蜜饯加工的基础，直接影响产品的品质。应选择新鲜、成熟适度、肉质紧密、风味良好、无病虫害和机械损伤的果蔬进行加工。不同种类的果脯、蜜饯对原料的要求也有所差异。例如，制作苹果脯时，宜选用果形端正、果心小、肉质致密、酸甜适口的苹果品种，如'国光''红富士'等；制作青梅蜜饯，则要选择果大、肉厚、核小、质脆、酸度高的青梅。此外，原料的成熟度也很关键，过熟的原料组织软烂，加工过程中易破碎，且不耐贮藏；未成熟的原料则风味不足，口感不佳。

（二）原料预处理

1. 选别分级

将收购或采摘回来的原料进行挑选，剔除腐烂、病虫害、机械损伤等不合格的果实，同时按照果实的大小、色泽、成熟度等进行分级。分级有利于后续加工过程中统一处理，保证产品质量的一致性。例如，在制作桃脯时，将大小相近的桃子分为一组进行加工，可以使糖制时间和糖液浓度等工艺参数更容易控制，从而保证每批桃脯的品质稳定。

2. 皮层处理

根据原料的特性和产品要求，决定是否去皮。对于一些果皮较厚、粗糙或有不良风味的原料，如柑橘、桃等，通常需要去皮。去皮方法有手工去皮、机械去皮和化学去皮等。手工去皮适用于小规模生产或对去皮质量要求较高的产品，但效率较低；机械去皮效率高，适用于大规模生产，但可能会对果肉造成一定损伤；化学去皮是利用化学药剂溶解果皮，常用的有氢氧化钠溶液，但需严格控制药剂浓度和处理时间，以免残留化学物质影响产品质量。

3. 切分、取心、去核

根据产品的形状和规格要求，对原料进行切分。如制作苹果脯可将苹果切成块状、片状或瓣状；制作枣脯则无须切分。对于一些有果心或果核的原料，如苹果、梨、枣等，需要去除果心或果核。取心、去核的方法有手工和机械两种，机械去核效率高，能保证去核的完整性和一致性。

（三）硬化与保脆

为了防止果脯、蜜饯在加工过程中软烂，保持其硬脆的口感，需要进行硬化处理。常用的硬化剂有氯化钙等。将原料浸泡在一定浓度的硬化剂溶液中，浸泡时间和硬化剂浓度根据原料的种类和特性而定。例如，用0.1%～0.5%的氯化钙溶液浸泡苹果块，浸泡时间为1～2h，可使苹果组织硬化，在后续的糖制过程中不易煮烂。但硬化剂的使用量不宜过多，浸泡时间也不宜过长，否则会影响产品的口感和风味。

（四）盐渍

盐渍的主要目的是抑制微生物的生长繁殖，防止原料腐败变质，同时也可以除去原料中的部分水分和不良风味。将预处理好的原料放入一定浓度的盐水中浸泡，盐水浓度一般为10%～20%，浸泡时间为数小时至数天不等。例如，制作梅干时，将青梅放入15%的盐水中浸泡3～5天，使青梅脱水并去除部分苦涩味。盐渍后需要用清水漂洗，以除去原料表面多余的盐分。

（五）护色

许多果蔬在加工过程中容易发生酶促褐变，导致产品色泽变暗，影响外观和品质。因此，需要进行护色处理。常用的护色方法有热烫护色、酸溶液护色和亚硫酸盐护色等。热烫护色是将原料放入沸水中烫漂一定时间，使酶失活；酸溶液护色是将原料浸泡在0.1%～0.3%的柠檬酸或抗坏血酸溶液中；亚硫酸盐护色是利用亚硫酸盐的还原性抑制酶的活性，常用的亚硫酸盐有亚硫酸钠、亚硫酸氢钠等，但使用时需严格控制用量，以免亚硫酸盐残留超标。

（六）预煮

预煮可以进一步软化原料组织，破坏酶的活性，排出原料组织中的气体，有利于糖分的渗透。预煮时，将原料放入沸水中煮制一定时间，煮制时间根据原料的种类和大小而定。例如，煮制苹果块时，一般煮3～5min即可。预煮后要迅速用冷水冷却，以防止原料过度软烂。

（七）糖制

糖煮法加工迅速，但会使产品的色、香、味及营养物质有所损失，适用于果肉组织较致密、比较耐煮的原料。糖煮可分一次煮成法、多次煮成法和减压渗糖法等。

（1）一次煮成法　适合于含水量较低、细胞间隙较大，且组织结构疏松易渗糖的原料，如柚皮和经过划缝、榨汁等处理后的橘饼坯、枣等。具体操作是先将糖和水在锅中加热煮沸，使糖度达到40%左右。然后，将预处理过的原料放入糖液中不断搅动，并随时将黏在锅壁的糖浆刮入糖液中，避免焦化。分次加入白糖，一直煮到糖度为75%为止。此法由于加热时间较长，原料容易煮烂且易失水，使产品干缩。为缩短加热时间，可先将原料浸渍在糖溶液中，再在锅中煮至应有的糖度。

（2）多次煮成法　适用于含水量较高、细胞壁较厚、组织结构较致密、不易渗糖的原料。糖煮可分3～5次进行。先将处理后的原料置于40%浓度的糖液中，煮沸2～3min，使果肉转软，然后连同糖液一起倒入缸内浸泡8～24h。以后每次煮制时均增加10%糖液浓度，煮沸2～3min，再连同糖浸渍8～12h，如此反复4～5次。最后一次把糖液浓度提高到70%，待含糖量达到成品要求时，沥干糖液，整形后即为成品。这种方法能使糖分逐渐渗透到原料内部，产品品质较好。

（3）减压渗透法　该法是糖制新工艺，改变了传统的糖煮方法。操作时将原料置于加热煮沸的糖液中浸渍，利用果实内外压力之差促进糖液渗入果肉，如此反复进行数次，最后烘干即可制得质量较高的产品。该法避免了长时间的加热煮制，基本保持了新鲜原料原有的色、香、味，维生素C的保存率也很高。

（八）各类果脯、蜜饯制作上的特有工序

1. 干燥

干燥是果脯、蜜饯加工中的重要环节，目的是除去产品中多余的水分，降低水分活度，延长产品的保质期。干燥方法有自然干燥和人工干燥两种。自然干燥是将糖制好的果脯、蜜饯放在通风良好、阳光充足的地方晾晒，但这种方法受天气影响较大，干燥时间长，且卫生条件难以保证。人工干燥常用的设备有烘房、烘干机等，干燥温度一般控制在50～70℃，干燥时间根据产品的种类和厚度而定。例如，干燥苹果脯时，温度控制在60℃左右，干燥时间为8～12h，直到产品含水量达到18%～22%为宜。

2. 上糖衣

部分果脯、蜜饯在干燥后需要进行上糖衣处理，以增加产品的光泽和甜度，改善外观和口感。上糖衣的方法是将干燥后的果脯、蜜饯放入熬制好的糖浆中，迅速翻动，使产品表面均匀地裹上一层糖衣，然后捞出晾干。

3. 加辅料

根据产品的风味要求，可在糖制过程中或干燥后加入一些辅料，如芝麻、桂花、陈皮等，以增加产品的特色和风味。例如，在制作陈皮梅时，在糖制过程中加入适量的陈皮，可使产品具有独特的陈皮香味。

（九）整理与包装

干燥或上糖衣后的果脯、蜜饯需要进行整理，去除形状不规则、有破损或黏连的产品。然后根据产品的规格和要求进行包装，包装材料应具有良好的密封性和防潮性，以防止产品受潮变质。常见的包装形式有袋装、盒装等。包装好的果脯、蜜

饯应存放在阴凉、干燥、通风的地方，避免阳光直射和高温高湿环境。

二、果酱类加工技术

(一) 果酱、果泥

制作果酱的原料要求成熟度高，含果胶1%左右，含有机酸1%以上。洗净后适当切分即可。原料与加糖量之比为1∶(0.5～0.9)，煮制时要经常搅拌，使果块与食糖充分混合，火力要大，煮制浓缩时间短则产品质量好。煮制的终点温度为105～107℃，以可溶性固形物含量≥68%为标准。于85℃装罐，90℃下杀菌30min。

果泥加工方法和果酱基本相同。有所不同的是，原料预煮后进行两次打浆、过筛，除去果皮、种子等，使质地均匀细腻。而后加糖浓缩，原料与加糖量之比为1∶(0.5～0.8)。浓缩的终点温度为105～106℃，可溶性固形物含量为65%～68%。有的为了增进果泥的风味，还加不超过0.1%的香料，如肉桂、丁香。成品出锅装罐，杀菌方法与果酱同。

(二) 果冻

制作果冻的原料要求含有足量的果胶和有机酸，不足时应在果汁中加入调整。为了提高果实的出汁率，预煮工序尤为重要，一般加果实重量1～3倍的水，煮沸20～60min，然后压榨取汁；对于汁液丰富的果品类如草莓等，可以直接打浆取汁。果汁与加糖量之比为1∶(0.8～1.0)。果汁总酸度以加糖浓缩后达到0.75%～1.00%为宜，果汁pH值应调整为2.9～3.0。调整后立即煮制，不断搅拌，防止焦化，避免加热时间过长而影响胶凝。浓缩的终点温度为104～105℃，可溶性固形物含量为65%以上时，即可装罐(瓶)密封，杀菌与果酱同。

(三) 果丹皮

通常选用含糖、酸、果胶物质丰富的鲜果为原料，也可用加工的下脚料(皮、果实碎块等)，其工艺操作基本同果泥，有所不同的是，果丹皮的加糖量较少，只有果酱的10%左右，适当浓缩后，摊于浅盘或玻璃板上(预先在浅盘或玻璃板上涂上植物油，便于撕皮)，放在60℃左右的烘房或烘箱中，烘烤至不黏手为度。撕下后，将果皮切成条状或片状，包上玻璃纸，即为成品。

第三节　果蔬糖制品质量控制点及预防措施

一、煮烂和干缩

在煮制操作中，煮烂和干缩现象经常发生。其主要原因是果蔬品种选择不当，成熟度不适宜，预处理不正确，糖液浓度不符合要求，加热温度和时间不准，以及浸糖量不足等。可采取如下措施进行控制。

① 按要求选择果蔬原料。

② 原料成熟度要适宜，且比较均匀。

③ 按要求做好原料的预加工处理。比如，枣划纹不可太深，亦不可太浅，同时，不要划纹交错等：划纹太深和纹理交错易煮烂；太浅则不易渗糖，造成干缩。

④ 糖液浓度需按要求准确配制，过稀和过浓都不能保证制品的质量。

⑤ 延长糖液的浸渍时间，以增加制品吸糖量。

二、“返砂”和“流汤”

在糖煮过程中，如糖液中还原糖量所占的比例不当，往往会引起“返砂”“流汤”等问题。

解决的办法是掌握糖液中适当的还原糖含量，以还原糖含量占总糖含量的60%左右为宜：当还原糖含量过低时就会出现返砂现象，其返砂程度将随还原糖含量的增加而降低；当还原糖的含量过高时，遇高温潮湿季节，易发生返糖和流汤现象。所以，制品中还原糖含量为糖制品生产的技术关键，必须予以高度重视。在煮制原料的糖液，特别是含有机酸较少果品的糖液时，应加入一定量的柠檬酸调整pH值，以控制糖中还原糖比例。

三、褐变

在糖制品生产中，褐变问题是影响产品质量的关键问题。在果蔬原料预处理之后的加工中引起褐变的主要原因是非酶性褐变（羰氨反应褐变作用，焦糖化褐变作用，抗坏血酸褐变作用）。在生产中，控制非酶褐变的主要方法是，搞好预加工中的二氧化硫处理和热烫，控制适当的还原糖含量，缩短高温下的煮制时间，选择良好的烘烤方式和加强烘烤管理。

四、霉变

霉变现象在糖制品生产中也经常发生。易于在食品上生长的微生物一般有真菌（包括霉菌、酵母菌等）和细菌两种。其中，霉菌一般适宜在固体或半固体状食品上生长，而酵母菌和细菌一般适宜在液体状食品中生长。

防止发生霉变最简单的方法是：保证糖制品中糖浓度在70%以上即可。在成品入库前，如发现水分含量高于指标，要重新送入烘房进行复烤。

此外，对糖制品要进行良好包装，防止制品吸湿受潮。

第四章 果蔬汁制品加工

第一节 果蔬汁制品加工技术

一、原料的选择

（一）制汁果蔬的质量要求

选择果实或蔬菜中含汁液丰富、糖酸比适度，具有良好风味和香气，色泽稳定的品种，要求原料新鲜，成熟度高。剔除过生、过熟以及带虫、患病、腐烂的果实或蔬菜。

1. 果蔬的新鲜度

加工用的原料越新鲜完整，成品的品质就越好。采摘存放时间太长的果蔬由于水分蒸发损失，新鲜度降低，酸度降低，糖分升高，维生素损失较大。

2. 果蔬的品质

选用汁液丰富、提取果蔬汁容易，糖分含量高，香味浓郁的果蔬是保证出汁率和风味的另一重要因素。

3. 果蔬的成熟度

果蔬汁加工要求原料成熟度在九成左右，且酸低、糖高，榨汁容易。

（二）适宜加工果蔬汁的原料种类

大部分果品及部分蔬菜适合制汁，如苹果、葡萄、菠萝、柑橘、杨梅、桃、山楂、番石榴，以及番茄、胡萝卜、芹菜、菠菜，还有野生果品沙棘、刺梨、醋栗、酸枣、猕猴桃等均能用来制取果蔬汁。

二、原料洗涤

采用流动水或喷水对果蔬原料进行充分漂洗，以免杂质进入汁中。对于农药残留量较多的果实，可用稀酸溶液或洗涤剂处理后再用清水洗净。果实原料的洗涤方法，可根据原料的性质、形状和设备条件加以选择。

三、破碎或打浆

破碎粒度要适当，粒度过大，出汁率低，榨汁不完全；如果粒度过小，压榨时外层汁液很快榨出，形成厚层，会阻碍内层果汁榨出，降低汁液滤出速度。通过压榨取汁的果蔬，例如苹果、梨、菠萝、杧果、番石榴以及某些蔬菜，其破碎粒度以3～5mm为宜；草莓和葡萄以2～3mm为宜；樱桃以5mm为宜。

果蔬汁加工使用的破碎设备要根据果实的特性和破碎要求进行选择。如对于葡萄、草莓等浆果可选用浆叶型破碎机，使破碎与粗滤一起完成；对于肉厚且致密的苹果、梨、桃等，可选用锤碎机、辊式破碎机；生产带果肉的果蔬汁时可选择磨碎机等，如桃和杏等水果，可以用磨碎机将果实磨成浆状，并将果核、果皮除掉；对于山楂果汁，按工艺要求，宜压不宜碎，可以选用挤压式破碎机，将果实压裂而不使果肉分离成细粒时最合适；葡萄等浆果也可选用挤压式破碎机，通过调节辊距大小，使果实破裂而不损伤种子。果实在破碎时常喷入适量的氯化钠及维生素C配成的抗氧化剂，防止或减少氧化作用的发生，以保持果蔬汁的色泽和营养。破碎时还要注意避免压破种子，否则种子中含有的苷类物质会进入汁液，给制品带来苦味。

许多种类的蔬菜如番茄可采用打浆机加工成碎末状再进行取汁。打浆机由带筛眼的圆筒体及打浆器构成，原料进入打浆机内，打浆器的桨或刷子旋转，使果肉浆从筛眼中渗出，而种子、皮、核从出渣口排出，筛眼的大小可根据产品要求调节。

部分原料在破碎后须进行预煮，使果肉软化，果胶物质降解，以降低黏度，便于后续榨汁工序，如桃、杏、山楂等。

四、榨汁或浸提

榨汁的方法依果实的结构、果汁存在的部位、组织性质以及成品的品质要求而异。对于大多数水果来说，一般通过破碎就可榨取果汁，但对于柑橘类果实和石榴来说，其表皮很厚，榨汁时外皮中的不良风味和色泽的可溶性物质会一起进入到果汁中，影响产品的风味，应先去除表皮后再进行榨汁。

榨汁机主要有螺旋榨汁机、带式榨汁机等，一般原料经破碎后即可用榨汁机进行压榨，对于汁液含量少的原料，须采用浸提法取汁，即将原料用水浸泡，使原料中的可溶性营养成分以及色素等溶解于水中，然后滤出浸提液即可，如山楂、枣等。

果实的出汁率取决于果实的质地、品种、成熟度、新鲜度，以及加工季节、榨汁方法和榨汁效能等。一般情况下，浆果类出汁率最高，柑橘类和仁果类略低。榨汁的工艺过程要尽可能短，以防止和减轻果汁色、香、味的损失，最大限度防止空气的混入。

五、粗滤

粗滤或称筛滤，可除去果蔬汁中的粗大果肉颗粒及其他一些悬浮物质。对于浑浊果汁，要求保存色粒以获得色泽、风味和香气，除去分散在果汁中的粗大颗粒或悬浮颗粒。对于透明果汁，粗滤后还需精滤。

生产上粗滤常与榨汁同时进行，也可在榨汁后独立操作。如果榨汁机设有固定分离筛或离心分离装置时，榨汁与粗滤可在同一台机械上完成。单独进行粗滤的设备则为筛滤机，如水平筛、回转筛、圆筒筛、振动筛等，此类粗滤设备的滤孔大小为 0.5mm 左右。此外，板框式压滤机也可以用于粗滤。

六、精滤

精滤是生产澄清汁必经的一道工序。粗滤后的汁液还含有大量的微细果肉、果皮、色粒、胶体物质等，精滤的目的就是要除去这些物质，可通过澄清和过滤两个步骤完成：澄清的方法有自然澄清法、明胶单宁澄清法、加酶澄清法、加热凝聚澄清法、冷冻澄清法；常用的过滤设备有袋滤器、纤维过滤器、板框压滤机、离心分离机，滤材有帆布、不锈钢丝布、纤维、硅藻土等。

七、脱气

脱气是生产浑浊汁必经的一道工序，其目的是减少汁液中所含的空气：这些气体的存在，特别是大量的氧气，不仅会使果蔬汁中的维生素 C 被破坏，而且会与果蔬汁中的各种成分反应使香气和色泽发生变化，还会引起马口铁罐内壁腐蚀；附于悬浮微粒上的气体，会导致微粒上浮而影响制品的外观；气体的存在还会导致装罐和杀菌时产生气泡，从而影响杀菌效果。生产中常采用的去氧法有真空法、氮气交换法、酶法脱气法和抗氧化剂法等。果蔬加工常采用真空脱气罐进行脱气，真空度为 90.7～93.3kPa。

八、均质

均质是生产浑浊汁必经的另一道工序，其作用是使果蔬汁中的悬浮微粒进一步破碎，减小粒度，保持均匀的浑浊状态，增强浑浊汁的稳定性。均质设备有高压式、回转式和超声波式等。高压均质设备主要有高压均质机，根据实验，浑浊果蔬汁饮料的均质压力一般为 18～20MPa，果肉型果蔬汁饮料宜采用 30～40MPa 的均质压力。果蔬汁在均质前，必须先进行过滤以除去其中的大颗粒果肉、纤维和沙粒，防止均质阀间隙堵塞。高压均质机磨碎力大，均质时空气不会混入物料，操作结束后易清洗。但物料在高压下通过狭小的间隙容易引起均质阀的磨损，因而应注意保持正常的工作状态。另外，也可以考虑采用超声波均质机和胶体磨进行均质。

九、糖酸调整

果蔬汁饮料的糖酸比例是决定其口感和风味的主要因素。果蔬汁的糖酸调整是为了改善制品的风味，使之更适宜人们口味的需要，但调整范围不宜过大。非浓缩果汁适宜的糖酸比例在 13∶1 到 15∶1 范围内，适合大多数人的口味。因此，果蔬汁饮料调配时，首先需要调整含糖量和含酸量。一般果蔬汁中含糖量为 8%～14%，有机酸的含量为 0.1%～0.5%。调整时一般使用白砂糖和柠檬酸。

十、浓缩

浓缩是生产浓缩汁的关键工序。浓缩果汁体积小，可溶性物质含量达到65%～68%。浓缩方法主要有真空浓缩法、冷冻浓缩法、反渗透浓缩法以及超滤浓缩法等。

真空浓缩和脱气时会导致果蔬汁中挥发性芳香物质的损失，因此，通常需要对芳香物质进行回收，经分离纯化后重新加入到果蔬汁中。

十一、杀菌

果蔬汁热敏性较强，对热处理工艺要求严苛。为最大限度保持制品的色、香、味及营养成分，高温短时杀菌法（HTST）因其"杀菌效率高、热损伤小、工艺能耗低"的核心优势得到广泛应用。具体工艺参数为：采用93℃±2℃保持15～30s。实验证明，在达到相同杀菌效果（如杀灭耐热性微生物或钝化酶活性）的前提下，高温短时杀菌法较传统低温长时杀菌法可减少80%以上的热暴露时间，从而显著降低果蔬汁中维生素C、香气成分及天然色素的降解率。此外，该工艺通过短时高温实现快速穿透微生物细胞壁，避免了长时间加热导致的果肉沉淀、风味劣变等问题。杀菌后须迅速冷却至常温，防止余温持续作用引发二次热损伤，确保制品的感官品质与稳定性。

十二、灌装

现代生产上的杀菌灌装方式有以下3种。

1. 传统灌装法

将果蔬汁加热到85℃以上，趁热装罐（瓶），密封，在适当的温度下进行杀菌，之后冷却。此法产品的加热时间较长，品质下降较明显，但因设备投入不大，要求不高，在高酸性果汁中有时可获得较好的产品。

2. 热灌装

将果蔬汁进行高温短时或超高温瞬时杀菌处理，之后趁热灌入已预先消毒的瓶内或罐内，再趁热密封，之后倒瓶处理，冷却。此法较常用于高酸性的果汁及果汁饮料，亦适合于茶饮料。

3. 无菌灌装

无菌灌装是近50年液态食品包装最大进展之一，它包括产品的杀菌和无菌充填密封两部分，为保证充填和密封时的无菌状态，还须对机器、充填室及空气进行杀菌和无菌处理。

无菌包装系统主要包括三部分：一是包装前食品物料的瞬时杀菌工艺；二是无菌包装设备；三是无菌包装材料。在无菌包装中，食品灭菌常用超高温瞬时灭菌(UHT灭菌)。包装容器有金属罐、玻璃罐、纸、塑料薄膜及各种复合材料。金属容器大都用过热蒸汽和干热空气进行灭菌，塑料容器、复合塑料袋和纸包装一般采用双氧水、环氧乙烷或电离辐射等方法灭菌。

第二节 果蔬汁制品质量控制点及预防措施

一、果蔬汁的败坏

（一）果蔬汁败坏的原因

1. 细菌危害

细菌是导致果蔬汁败坏的重要微生物之一。常见的有害细菌如乳酸菌、醋酸菌等，它们能在适宜的温度、湿度和营养条件下迅速繁殖。当果蔬汁中存在细菌时，细菌会分解果蔬汁中的糖类、蛋白质等营养成分，产生有机酸、气体等代谢产物。例如，醋酸菌会将果蔬汁中的酒精氧化为醋酸，使果蔬汁带有刺鼻的酸味，严重影响其风味和品质。同时，细菌的大量繁殖还会导致果蔬汁浑浊、沉淀，甚至产生异味、发生变质，缩短产品的货架期。

2. 酵母菌危害

酵母菌也是果蔬汁加工中需要重点防范的微生物。酵母菌具有发酵能力，在有氧和无氧条件下都能生长繁殖。在果蔬汁中，酵母菌会利用糖类进行发酵，产生酒精和二氧化碳。当酵母菌大量繁殖时，会使果蔬汁出现发酵现象，产生气泡，口感变酸、变苦，导致原有的果蔬风味被破坏。而且，发酵过程中产生的酒精和二氧化碳还会导致包装容器膨胀、变形，甚至破裂，影响产品的外观和安全性。

3. 霉菌危害

霉菌在果蔬汁生产环境中广泛存在，尤其是在潮湿、温暖的环境下更容易滋生。霉菌会在果蔬汁表面生长繁殖，形成肉眼可见的菌丝体和孢子。霉菌不仅会破坏果蔬汁的外观，还会产生霉菌毒素。这些霉菌毒素对人体健康具有极大危害，如黄曲霉毒素具有强烈的致癌性。即使经过高温杀菌处理，某些霉菌毒素也可能无法被完全去除，从而残留在果蔬汁中，给消费者的健康带来潜在威胁。

（二）控制措施

1. 注意原料的选择和处理

选用新鲜健壮、无霉烂和病虫害的原料是保证果蔬汁质量的基础。在原料榨汁前，要进行严格的清洗消毒处理。可以采用流动水冲洗、浸泡消毒液等方式，有效减少原料外表的微生物数量，从源头上降低微生物污染的风险。

2. 重视卫生管理

对生产车间、设备、管道以及加工用具等进行严格消毒是防止微生物污染的关键环节。可以使用合适的消毒剂，如过氧乙酸、含氯消毒剂等，按照规定的浓度和消毒时间进行消毒处理。同时，要加强对工人的卫生知识教育，使其养成良好的卫生习惯，如进入车间前洗手消毒、穿戴工作服和帽子等，减少环境及工人对果蔬汁的污染。

3. **严格杀菌工艺**

根据果蔬汁的特性和生产要求，选用合理的杀菌方式和条件，确保杀菌彻底。常见的杀菌方式有巴氏杀菌、高温瞬时杀菌等。在杀菌过程中，要严格控制杀菌温度、时间和压力等参数，保证既能有效杀灭微生物，又能最大程度地保留果蔬汁的营养成分和风味。

4. **防止已调配汁的积压**

缩短工艺过程时间，合理安排生产和销售环节，避免已调配好的果蔬汁长时间积压。因为积压的果蔬汁更容易受到微生物的污染和繁殖，导致产品质量下降。通过优化生产流程和销售计划，确保产品能够及时包装、储存和销售，可减少产品在生产环节的停留时间。

二、风味的变化

（一）影响风味变化的因素

果蔬汁风味变化受多种因素影响。原料方面，不同品种的果蔬具有独特的风味物质组成，成熟度不同也会使风味有显著差异，例如未成熟的果实可能风味较淡或带有生涩味，而过度成熟的果实则可能出现发酵味等不良风味。加工过程中，温度是关键因素，高温可能导致风味物质分解、挥发或发生化学反应，产生异味；时间过长也会使风味物质损失或变化。杀菌方式不同，对风味的影响也不同，如巴氏杀菌相对温和，能较好保留风味，但高温长时间杀菌可能会破坏风味。储存条件中，光照会促使风味物质氧化，氧气含量高则可能引发氧化反应，均会导致风味变差。包装材料的选择也会影响风味，一些包装材料可能与风味物质发生相互作用，从而改变果蔬汁的原有风味。

（二）柑橘汁的不良风味

1. **煮熟味**

在柑橘汁加工过程中，若加热温度过高或加热时间过长，柑橘汁中的一些风味物质会发生热分解或热聚合反应，产生类似煮熟蔬菜或水果的味道，即“煮熟味”。这种味道掩盖了柑橘汁原本清新的果香，降低了产品的品质和消费者的接受度。在传统的长时间高温杀菌过程中，就容易出现煮熟味。

2. **苦味**

柑橘汁中的苦味主要来源于柑橘果实中的柠檬苦素类化合物和黄酮类化合物等物质。在加工过程中，如果压榨操作不当，导致果皮中的苦味物质大量混入果汁中，或者果实本身品种苦味物质含量较高，都会使柑橘汁产生明显的苦味，影响柑橘汁的口感。

3. **萜烯味**

萜烯类化合物是柑橘汁中重要的芳香成分，但当其含量过高时，会产生刺鼻的萜烯味。这种味道会掩盖柑橘汁原有的清新、香甜的果香，使柑橘汁的风味变得不协调。在柑橘汁的加工和储存过程中，如果芳香油中萜烯类化合物处理不当，就容易导致萜烯味过重。

（三）控制措施

1. 原料选择

加工时应选择成熟度高的柑橘果实，成熟度高的果实风味物质更丰富、更协调，且苦味物质相对较少。同时，可选择含苦味物质少的品种，从源头上减少苦味的产生。

2. 杀菌方法

采用适宜的杀菌方法，以瞬时杀菌为佳。瞬时杀菌能在短时间内达到杀菌目的，减少对风味物质的破坏，最大程度地保留柑橘汁的原有风味。

3. 改进压榨操作

用锥形榨汁机榨汁，分别取汁和取油，避免果皮中的苦味物质和过多的芳香油混入果汁中。或者先人工去皮后再打浆取汁，也可先行磨油再行榨汁，这样能有效控制苦味和萜烯味的产生。

4. 去油操作

在87.78kPa以上的真空下进行去油，除去柑橘汁中过量的芳香油。通过此处理可使橙汁含油量下降到0.01%～0.02%，葡萄柚汁含油量降至0.003%。在去油操作中分离出的油水混合物，除油后将剩余汁液回加于果汁中，而芳香油则作为副产品。对于已进行真空去油的柑橘汁，可以不必另行去油。

5. 加用无萜油

果汁去油后虽可防止变味，但香味亦因之减损，因此最好的办法是去油后加用适量无萜油。无萜油是通过真空分馏除去萜类物质的果皮香精油，主要成分是柠檬醛和酯类，香味极好，能补充去油后损失的香味。

三、色泽的变化

（一）果蔬汁褐变的原因

1. 果蔬汁的酶褐变

果蔬汁的酶褐变主要是因为加工过程中组织被破坏，使原本存在于细胞内的酚类底物与空气接触，在多酚氧化酶（polyphenol oxidase，PPO）的作用下被氧化，生成醌类物质，进而聚合成黑色素或类黑精。PPO以铜为辅基，必须以氧为受氢体，是一种末端氧化酶。仁果类和核果类水果，如苹果和桃，较易发生酶褐变。

2. 果蔬汁的非酶褐变

果蔬汁的非酶褐变主要是果汁中的还原糖和氨基酸发生美拉德反应所致。此外，抗坏血酸的氧化及焦糖化作用也可能导致非酶褐变。温度升高、pH值升高、氧气含量增加以及金属离子（如锡离子、铁离子、铝离子）的存在也会促进非酶褐变的发生。

（二）防止果蔬汁褐变的措施

1. 防止果蔬汁酶褐变的方法

（1）加热杀酶　可采用70～80℃、3～5min或95～98℃、30～60s的加热条件钝化多酚氧化酶活性，从而阻止酶促褐变反应的发生。

（2）添加食用酸抑制酶活性　各类有机酸均能有效抑制多酚氧化酶的活性，因为酶活性的最适pH值为6～7，加入有机酸后可降低介质pH值，使酶活性在较低的pH值环境中受到抑制。例如，添加柠檬酸等有机酸可以调节果蔬汁的pH值，抑制多酚氧化酶的活性。

（3）添加维生素C抑制酶褐变　在破碎时添加维生素C或异抗坏血酸，用量为0.03%～0.04%（以果蔬汁质量计）。维生素C具有还原性，可还原醌类物质，阻止其进一步聚合形成褐色物质，从而防止酶褐变。

（4）脱氧　包装前充分脱气，包装后隔绝氧气，生产过程中减少与空气的接触。可通过充N_2或CO_2灌装、热罐装、满灌装、真空脱气等方法，减少果蔬汁中的氧气含量，中断氧化反应，防止酶褐变。

2. 控制非酶褐变的方法

（1）避免过度热处理　尽量减少加工中的热处理，特别是长时高温热处理，以防止美拉德反应、焦糖化反应及氧化还原反应的持续发生。

（2）控制pH值　将pH值控制在3.2～3.5或以下，降低pH值可以抑制非酶褐变反应的发生。

（3）低温贮藏或冷冻贮藏　降低产品储存温度（≤20℃），采取冷链运输、储存、销售，对浓缩果蔬汁、原汁等果蔬原料产品采取－18℃的冷冻贮藏，低温可减缓非酶褐变进程。

（4）减少氧气含量　采用充N_2或CO_2灌装、热罐装、满灌装、真空脱气等方法减少果蔬汁中氧气含量，抑制非酶褐变。

（5）避免与非不锈钢器具接触　加工过程中避免与非不锈钢金属容器、工器具接触，并针对具体情况，通过添加乙二胺四乙酸（EDTA）、柠檬酸钠、复合磷酸盐等金属离子螯合剂，控制产品中金属离子（如Fe^{3+}、Fe^{2+}、Cu^{2+}等）活性。

（6）采用避光包装　使用避光瓶、罐、纸盒等包装，阴凉处保存，避免阳光直晒，减少光线对色泽的影响。

第五章 果蔬干制品加工

第一节 果蔬干制品的加工原理

一、果蔬干制品的保藏机理

（一）果蔬中水分含量及存在状态

1. 自由水

自由水又称游离水，是存在于果蔬细胞间隙和组织中的水分，它具有普通水的性质，容易流动，能作为溶剂溶解各种物质。自由水在果蔬中占比较大，一般在70%～95%之间。自由水流动性强，容易被微生物利用，也容易随着环境条件的变化而蒸发或冷凝，因此在果蔬干制品加工过程中，自由水是最先被去除的部分。通过干燥等工艺，可以大大降低果蔬中自由水的含量，从而减少微生物生长繁殖所需的水分，延长产品的保质期。

2. 结合水

结合水是指通过氢键等化学作用与果蔬细胞内的亲水性物质（如蛋白质、多糖等）紧密结合的水分。其性质与自由水显著不同：结合水不易流动、难以作为溶剂溶解物质，且在−40℃以下仍不结冰。尽管结合水在果蔬中的含量相对较低，但它对维持细胞结构稳定性和生理功能完整性具有关键作用。

在干制品加工过程中，结合水的脱除难度远高于自由水，需通过高温长时间干燥才能部分去除。然而，结合水的含量变化对产品保质期的影响较小，原因在于：当果蔬整体含水量降至保藏安全范围时，结合水比例已处于较低水平，此时微生物繁殖和酶活性早已因自由水的显著减少而受到强烈抑制。因此，干制品加工的核心目标是高效脱除自由水，而非过度追求结合水的去除。

3. 化合水

化合水是果蔬细胞内物质化学组成的一部分，它与物质分子紧密结合，参与形成物质的化学结构，一般不能通过普通的干燥方法去除。化合水在果蔬中的含量极少，对果蔬的保藏和加工影响可以忽略不计。

（二）果蔬中的水分活度和保藏性

1. 果蔬中的水分活度

水分活度（Aw）是指食品中水的蒸汽压与同温度下纯水的蒸汽压之比，它反映了食品中水的可利用程度。果蔬的水分活度一般在0.95～0.99之间，因含有大量自由水而使水分活度较高，容易滋生微生物和发生酶促反应，导致腐败变质。

2. 水分活度与微生物

不同的微生物对水分活度的要求不同。一般来说，细菌需要较高的水分活度才能生长繁殖，当水分活度低于0.91时，大多数细菌的生长就会受到抑制；酵母菌和霉菌对水分活度的要求相对较低一些，但当水分活度处于0.6～0.7时，它们的生长也会变得非常缓慢甚至停止。通过降低果蔬干制品的水分活度，可以有效抑制微生物的生长繁殖，从而达到保藏的目的。例如，将果蔬干燥至水分活度低于0.6，就可以在常温下较长时间地保存，避免微生物引起的腐败变质。

3. 水分活度与酶活性

酶是果蔬中发生各种生化反应的催化剂，其活性与水分活度密切相关。当水分活度较高时，酶的活性较强，容易催化果蔬中的糖类、有机酸等物质发生氧化、水解等反应，导致果蔬品质下降。随着水分活度的降低，酶的活性也会逐渐受到抑制。当水分活度降低到一定程度时，酶的活性基本停止，从而可以减缓果蔬中营养成分的损失和品质的变化。不过，与微生物相比，酶对水分活度的要求相对较高一些，即使水分活度降低到微生物不能生长的程度，酶仍可能具有一定的活性。因此，在果蔬干制品加工中，除了控制水分活度外，有时还需要采用热处理等方法来钝化酶的活性。

二、果蔬干制过程及影响干制的因素

（一）果蔬的干制过程

果蔬的干制过程是果蔬中水分蒸发的过程，水分的蒸发是依靠水分外扩散作用和内扩散作用交替完成的。果蔬干制时所需除去的水分，是游离水和部分结合水。目前，常规的加热干制，是以空气为干燥介质。当果蔬原料暴露在干燥介质中时，由于与热空气接触，果蔬表面的水分受热变成水蒸气而大量蒸发，称为水分外扩散。一部分水分由表面蒸发后，表层组织内容物浓度提高，水分的含量比内层组织低，使原料内外层水分失去平衡，水分即由内层向外层移动，以求各部分水分平衡，这种内层水分向外层转移的现象，称为内扩散。一般来说，在干制过程中水分的外、内扩散是同时进行的，两者相互促进，不断打破旧的平衡，建立新的平衡。由于水分不断蒸发，使原料内含物的浓度逐渐增加，水分向外转移的速度也逐渐变慢，蒸发速度渐渐减弱，直至原料温度与干燥介质温度相等，水分即停止蒸发，这时干制过程结束。

在干制过程中，如果外扩散速度远大于内扩散，导致内部水分来不及转移到表面，原料表面则会因过度干燥而形成硬壳（称“结壳”现象），阻碍水分继续蒸发，甚至出现表面焦化和干裂，降低产品质量。因此，在干制过程中，要合理控制干制介质的条件，使内外扩散相对平衡，促使水分均匀快速蒸发，避免一些不良现象的发生，这是干制技术的重要环节。

（二）影响干制的因素

1. 干制的环境条件

（1）温度　温度是影响果蔬干制过程的关键因素之一。在干制初期，适当提高温度能加速水分从果蔬内部向表面扩散的速度。这是因为温度升高会使果蔬组织内的分子热运动加剧，水分子的动能增大，更容易克服内部阻力向外迁移。例如，在干燥苹果片时，初始阶段将干燥温度设定在60～70℃，可以快速去除果蔬表面的游离水，缩短干燥时间。

然而，温度并非越高越好。过高的温度可能会导致果蔬表面水分蒸发过快，形成一层干燥的硬壳，阻碍内部水分继续向外扩散，即出现“结壳”现象。这不仅会延长干燥时间，还可能使产品内部干燥不均匀，影响干制品的品质。此外，高温还可能破坏果蔬中的热敏性成分，如维生素C、色素和风味物质等，导致干制品的营养价值和感官品质下降。所以，在干燥后期，应适当降低温度，避免上述问题的发生。

（2）湿度　环境湿度对果蔬干制也有重要影响。当环境湿度较高时，果蔬表面与周围空气之间的水蒸气压差减小，水分从果蔬表面向空气中扩散的驱动力降低，从而减缓了干燥速度。例如，在潮湿的天气条件下干燥葡萄干，干燥时间会明显延长。

为了加快干燥速度，需要降低干燥环境的湿度，可通过通风换气、使用除湿设备等方式实现。在实际生产中，常常采用热风干燥，利用热空气带走果蔬表面的水分，同时降低空气的相对湿度，提高干燥效率。但环境湿度也不宜过低，否则可能会导致果蔬表面水分蒸发过快，引发“结壳”问题。

（3）空气流速　空气流速主要影响果蔬表面与周围空气之间的对流传热和传质过程。增加空气流速可以加快空气与果蔬表面的热量交换，使果蔬表面温度更接近空气温度，从而促进水分蒸发。同时，高速流动的空气能及时带走果蔬表面蒸发的水蒸气，降低果蔬表面附近的空气湿度，增大水蒸气压差，进一步加快干燥速度。

例如，在隧道式干燥机中，通过调节风机的转速来控制空气流速。当空气流速从1m/s增加到3m/s时，某些果蔬的干燥时间可能会缩短20%～30%。但空气流速过大也会带来一些问题，如增加能耗以及可能导致果蔬表面受到过度风力作用而破损等。因此，需要根据具体的果蔬种类和干燥设备，选择合适的空气流速。

2. 原料性质和状态

（1）果蔬种类和品种　不同种类和品种的果蔬，其组织结构、化学成分和含水量等都存在差异，这些差异会影响干燥速度和干制品的品质。例如，苹果、梨等水果的组织结构较为紧密，细胞壁较厚，水分扩散的阻力较大，干燥速度相对较慢；

而草莓、葡萄等水果组织疏松，细胞间隙大，水分容易扩散，干燥速度较快。

在品种方面，即使是同一种果蔬，不同品种的干燥特性也可能不同。比如，不同品种的枣，其含糖量、含水量和果肉质地不同，干燥时间和干制品的口感、色泽等也会有所差异。一般来说，含糖量高、含水量低的果蔬品种更适合干制，干制品的品质也较好。

(2) 果蔬存在的状态　果蔬的切分大小、形状和厚度等状态因素会影响干燥速度。切分得越小，果蔬与空气的接触面积越大，水分扩散的路径越短，干燥速度就越快。例如，将胡萝卜切成薄片干燥比切成大块干燥的时间要短得多。

此外，果蔬的形状也会影响干燥的均匀性。形状规则的果蔬在干燥过程中水分蒸发相对均匀，而形状不规则的果蔬可能会出现局部干燥过度或不足的情况。因此，在干制前对果蔬进行适当的切分和整形处理，有利于提高干燥效率和质量。

3. 原料装载量

原料装载量是指干燥设备中单位面积或单位体积内所装载的果蔬量。装载量过大会影响空气在果蔬层中的流通，导致空气与果蔬之间的热量和质量交换不充分，使干燥速度减慢、干燥不均匀。

装载量过小则会造成干燥设备的空间利用率低，增加生产成本。因此，需要根据干燥设备的性能、果蔬的种类和干燥要求等因素，合理确定原料装载量，以保证干燥过程的高效进行和干制品的质量稳定。

三、果蔬在干制过程中的变化

（一）重量和体积的变化

1. 重量变化

新鲜果蔬中含有大量水分，一般为70%～95%。干制的主要目的就是去除这些水分，使干制品的含水量降低到一定水平（通常为5%～20%）。以苹果为例，新鲜苹果的含水量约为85%，经过干制后，干苹果的含水量可降至10%～15%，重量大幅减轻。重量变化的大小取决于果蔬的初始含水量、干制方法和干制程度等因素。初始含水量高的果蔬，干制后重量减轻的幅度则更大。采用自然干燥法，由于干燥速度较慢，水分蒸发相对均匀，重量变化可能较为平缓，而采用快速干燥法，如真空冷冻干燥，在低温下快速去除水分，重量变化可能更为迅速。

2. 体积变化

随着水分的去除，果蔬细胞失水收缩，导致体积显著缩小。一般来说，干制后果蔬的体积可缩小至新鲜果蔬的1/10～1/3。这种体积变化不仅会影响干制品的包装和储存，还会对其质地和口感产生影响。例如，体积缩小过大会导致干制品过于紧密，口感变硬；而体积缩小不均匀则可能使干制品出现变形、开裂等问题。此外，体积变化还会影响干制品的复水性，即干制品在重新吸收水分后恢复原来形状和质地的能力。体积变化均匀的干制品，复水性通常较好。

（二）透明度的改变

1. 透明度增加

在干制初期，果蔬中的水分逐渐蒸发，细胞间隙增大，光线更容易透过，从而使果蔬的透明度有所增加。例如，新鲜葡萄经过初步干燥后，表皮会变得较为透明，能看到内部的果肉结构。这是因为水分的减少降低了光线在果蔬内部的散射和吸收，使更多的光线能够直接透过。

2. 透明度降低或出现不透明现象

随着干制的进一步进行，果蔬中的一些成分会发生化学变化，如糖分的浓缩、蛋白质的变性等。这些变化可能导致果蔬内部出现结晶、沉淀或形成不透明物质，从而使透明度降低。例如，在干制甘薯片时，如果干燥温度过高或时间过长，甘薯中的淀粉会发生老化现象，形成不透明的结晶态，导致甘薯片的透明度下降。此外，果蔬中的色素、酚类物质等在干制过程中也可能发生氧化、聚合等反应，影响透明度。

（三）干缩和干裂

1. 干缩

干缩是果蔬干制过程中常见的现象，主要是水分的去除导致细胞收缩。果蔬细胞失水后，细胞壁和细胞膜会发生变形，细胞间隙缩小，从而使整个果蔬组织体积缩小。干缩的程度与果蔬的种类、含水量、干制方法和环境条件等因素有关：含水量高、细胞壁薄的果蔬，干缩现象更为明显；快速干燥法由于水分蒸发速度快，细胞来不及调整结构，干缩可能更为剧烈。干缩不仅会影响干制品的外观和质地，还可能导致内部应力增大，引发干裂。

2. 干裂

干裂是干缩的极端表现，通常发生在干制后期或干燥环境不均匀的情况下。当果蔬表面水分蒸发速度过快，而内部水分扩散速度较慢时，表面和内部之间会产生较大的水分梯度和应力差。当这种应力超过果蔬组织的承受能力时，就会在表面或内部出现裂缝。例如，在干燥胡萝卜片时，如果干燥温度过高或通风不均匀，胡萝卜片表面容易干燥过快，而内部水分仍较多，导致表面出现干裂现象。干裂不仅会影响干制品的美观，还会使其更容易受到微生物污染和发生氧化变质，从而缩短保质期。

（四）表面硬化

表面硬化是果蔬干制过程中常见的质量问题之一，主要表现为干制品表面形成一层坚硬、致密的壳层，阻碍内部水分进一步蒸发。

表面硬化的形成主要是干燥初期，果蔬表面水分蒸发速度过快，而内部水分扩散速度较慢，导致表面水分迅速减少、糖分等溶质浓度升高，形成一层高浓度的溶质层。随着干燥的进行，这层溶质层逐渐固化，形成坚硬的壳层。此外，干燥温度过高、空气流速过大等也会加速表面硬化的形成。

表面硬化会使干燥时间延长，因为内部水分难以通过硬化的壳层向外扩散。同时，硬化的表面还会影响干制品的复水性和口感。为了解决表面硬化问题，可以采用以下措施：一是控制干燥温度和空气流速，避免干燥初期温度过高和空气流速过大；二是采用预处理方法，如烫漂、浸糖等，改变果蔬的组织结构和成分，降低表面硬化的风险；三是采用分段干燥法，在干燥初期采用较低的温度和较小的空气流速，使内部水分有足够的时间向外扩散，然后再适当提高温度和空气流速，加快干燥速度。

（五）颜色变化

颜色是果蔬干制品的重要感官指标之一，干制过程中果蔬的颜色会发生明显变化。

1. 酶促褐变

酶促褐变是果蔬干制过程中常见的颜色变化原因之一。果蔬中含有酚类物质和多酚氧化酶（PPO），在有氧条件下，PPO 会催化酚类物质氧化生成醌类物质，醌类物质进一步聚合形成黑色素，导致果蔬颜色变暗。例如，苹果、梨等水果在干制过程中，如果未进行适当处理，很容易发生酶促褐变，使干制品颜色变为褐色或黑色。为了抑制酶促褐变，可以采用烫漂、添加抗氧化剂等方法：烫漂可以破坏 PPO 的活性，减少酚类物质的氧化；添加抗氧化剂如维生素 C、亚硫酸盐等可以抑制氧化反应的进行。

2. 非酶促褐变

非酶促褐变主要包括美拉德反应和焦糖化反应。美拉德反应是还原糖与氨基酸或蛋白质在加热条件下发生的反应，生成棕色或黑色的化合物。在干制过程中，由于温度升高和水分减少，美拉德反应容易发生。例如，干制香蕉片时，香蕉中的还原糖与氨基酸发生美拉德反应，使香蕉片呈现出诱人的金黄色。焦糖化反应是糖类在高温下分解和聚合的反应，也会使果蔬颜色变深。非酶促褐变虽然可以使干制品呈现出一定的色泽，但过度反应会影响干制品的营养价值和风味。

3. 色素降解

果蔬中的天然色素，如叶绿素、类胡萝卜素、花青素等，在干制过程中可能会发生降解：叶绿素在酸性条件下容易分解为脱镁叶绿素，使绿色果蔬变为黄褐色；类胡萝卜素在高温和光照下可能会发生氧化降解，导致颜色变浅；花青素在干燥过程中也容易受到 pH 值、温度等因素的影响而发生变色。为了减少色素降解的发生，可以采用低温干燥、避光干燥等方法。

（六）营养成分的变化

1. 糖分的变化

(1) 糖分浓缩　在干制过程中，随着水分的去除，果蔬中的糖分浓度会显著增加。例如，新鲜葡萄的含糖量为15%～20%，经过干制后，葡萄干的含糖量可高达

60%～70%。糖分浓缩不仅会使干制品的口感变甜，还会影响其物理和化学性质，如降低水分活度，抑制微生物生长。

(2) 糖分转化　在高温干燥条件下，果蔬中的糖分可能会发生转化。例如，还原糖在高温下可能会发生焦糖化反应，生成焦糖色素和具有特殊风味的物质。同时，还原糖还可能与氨基酸发生美拉德反应，生成多种风味化合物和黑色素。这些反应虽然会使干制品的风味和色泽得到改善，但过度反应可能会导致糖分损失和营养价值下降。

2. 维生素的变化

(1) 维生素C的变化　维生素C是一种热敏性维生素，在干制过程中容易受到破坏。干燥温度越高、时间越长，维生素C的损失就越大。例如，在自然干燥条件下，新鲜草莓中的维生素C含量可能会损失50%～70%。而采用真空冷冻干燥法，由于干燥温度低，维生素C的损失可以控制在10%～20%以内。此外，光照、氧气等因素也会加速维生素C的氧化降解。

(2) B族维生素的变化　B族维生素包括多种水溶性维生素，如维生素B_1、维生素B_2、维生素B_6等。这些维生素在干制过程中也会受到一定程度的损失。干燥温度、时间和方法等因素都会影响B族维生素的损失程度。一般来说，快速干燥法和低温干燥法可以减少B族维生素的损失。

(3) 类胡萝卜素和维生素E的变化　类胡萝卜素和维生素E均具有一定的抗氧化性。在干制过程中，它们相对较为稳定，但高温、光照和氧气等因素仍会导致其部分降解。例如，在干燥胡萝卜时，如果干燥温度过高或光照时间过长，胡萝卜中的类胡萝卜素含量会有所下降。

(七) 风味的变化

1. 香气成分的变化

果蔬中含有丰富的香气成分，这些香气成分在干制过程中会发生一系列变化。一些挥发性香气成分可能会随着水分的蒸发而散失，导致干制品的香气变淡。例如，新鲜草莓具有浓郁的果香，在干制过程中，部分低沸点的香气成分会挥发掉，使干草莓的香气不如新鲜草莓浓郁。然而，在干制过程中也会产生一些新的香气成分。美拉德反应和焦糖化反应等会生成多种具有特殊风味的化合物，如吡嗪类、呋喃类、醛类等，这些化合物可以为干制品增添独特的香气。

2. 口感的变化

干制后，果蔬的口感会发生明显变化。由于水分的去除，果蔬的质地会变硬、变脆或变韧。例如，干制苹果片会变得酥脆可口，而干制甘薯片则具有一定的韧性。此外，糖分浓缩和其他成分的变化也会影响干制品的口感，使其甜味更加突出，同时可能带有一些特殊的苦味或焦香味。

3. 整体风味的变化

干制过程中，果蔬的风味是香气、口感和味道等多种因素综合作用的结果。不同的干制方法和条件会对干制品的风味产生不同的影响。例如，采用自然干燥法制成的干制品，可能具有较为自然的香气和口感，但干燥时间较长，容易受到微生物污染和发生氧化变质。而采用真空冷冻干燥法制成的干制品，可以最大程度地保留果蔬的原始风味和营养成分，但设备成本高，干燥时间长。因此，在实际生产中，需要根据果蔬的种类、市场需求和生产成本等因素，选择合适的干制方法和条件，以获得具有良好风味的干制品。

第二节　果蔬干制品的加工技术

一、果蔬干制品加工方法

（一）自然干制

自然干制是利用自然条件，如太阳辐射和空气的干燥作用，使果蔬中的水分蒸发而达到干燥的目的。这种方法历史悠久，设备简单，成本低廉，但受自然条件影响较大，干燥时间较长，且产品质量可能不够稳定。

1. 太阳辐射的干燥作用

太阳辐射是自然干制中主要的热源。在晴朗的天气里，太阳辐射能直接照射在果蔬表面，使果蔬温度升高，加快水分蒸发。例如，葡萄干的传统制作方法中，将新鲜葡萄挂在通风良好、阳光充足的地方，让太阳辐射的热量将葡萄中的水分逐渐蒸发。太阳辐射的强度和照射时间会直接影响干燥速度和效果。在夏季阳光强烈时，干燥速度较快；而在阴雨天或冬季，干燥速度则会明显减慢。不过，太阳辐射也存在一些局限性，如受天气变化影响大、夜间无法进行干燥，且干燥过程中果蔬容易受到灰尘、昆虫等的污染。

2. 空气的干燥作用

空气的干燥程度也会影响果蔬的干制效果。干燥空气能够吸收更多水分，从而加速果蔬干燥。在空气湿度较低的地区，自然干制的效果会更好。例如，在我国西北地区，气候干燥，空气湿度小，非常适合果蔬的自然干制，像红枣、杏干等干制品在该地区产量较高。此外，良好的通风条件可以加快空气流动，带走果蔬表面蒸发的水蒸气，降低果蔬周围的空气湿度，进一步提高干燥速度。因此，在自然干制时，通常会选择地势较高、通风良好的场地。

（二）人工干制

人工干制是利用人工控制的热源和干燥设备，对果蔬进行干燥处理。这种方法不受自然条件的限制，干燥速度快，产品质量稳定，但设备投资和运行成本相对较高。

1. 烘灶

烘灶是一种较为简单的人工干制设备，通常由炉膛、烟道和干燥室组成。燃料在炉膛内燃烧产生的热量通过烟道传递到干燥室，对果蔬进行加热干燥。烘灶的优点是结构简单，建造成本低，适用于小规模生产。但它的温度和湿度控制不够精确，干燥均匀性较差，且劳动强度较大。

2. 烘房

烘房是一种相对较为先进的干制设备，它具有较好的保温性能和温度、湿度调节功能。烘房内通常安装有加热设备和通风装置，可以根据不同的果蔬种类和干燥要求，精确控制干燥温度、湿度和空气流速。与烘灶相比，烘房的干燥效率更高，产品质量更稳定，适合中小规模生产。

3. 干制机

随着科技的发展，出现了各种类型的干制机，它们具有自动化程度高、干燥速度快、产品质量好等优点，适用于大规模工业化生产。

（1）隧道式干制机　物料在隧道内通过输送装置移动，热空气在隧道内逆向或同向流动，对物料进行干燥：逆流式干制机中，热空气与物料移动方向相反，干燥后期物料温度较高，有利于水分蒸发；顺流式干制机中，热空气与物料移动方向相同，干燥初期物料温度上升快，但干燥后期干燥效率较低；混合式干制机则结合了逆流式和顺流式的优点，干燥效果更好。

（2）带式干制机　物料均匀铺放在输送带上，输送带缓慢移动，热空气从上方或下方吹过，对物料进行干燥。带式干制机具有干燥面积大、干燥均匀性好等特点。

（3）滚筒式干制机　物料在滚筒内不断翻滚，热空气从滚筒内部或外部通过，与物料充分接触，实现干燥。滚筒式干制机适用于颗粒状或小块状果蔬的干燥。

（4）喷雾干制机　将果蔬浆液通过喷雾器雾化成微小的液滴，与热空气充分接触，在极短的时间内完成干燥过程。喷雾干制机生产的干制品呈粉末状或颗粒状，溶解性好，适用于果汁粉、蔬菜粉等产品的生产。

二、操作要点

（一）原料选择

优质的原料是生产高品质果蔬干制品的基础。在选择原料时，应综合考虑多方面因素。

1. 品种选择

不同品种的果蔬在口感、色泽、营养成分和干燥特性上存在显著差异。例如，制作葡萄干时，通常会选择无核白葡萄，这种葡萄果肉厚实、含糖量高、风味浓郁，干燥后能保持良好的口感和色泽；而制作苹果干，则倾向于选择口感脆甜、果肉紧密的品种，如‘红富士’苹果，其干燥后能保留较好的质地和风味。

2. 成熟度把控

果蔬的成熟度对干制品质量影响很大。成熟度过高，果蔬可能过于软烂，在干燥过程中容易变形，且营养成分可能会有所流失；成熟度过低，则果蔬的口感和风味不佳，干燥后质地较硬，甜度不足。一般来说，应选择成熟度适中、风味和质地最佳的果蔬作为原料。例如，制作香蕉干时，应选择表皮金黄、果肉微软但未变黑的香蕉，这样的香蕉在干燥后既能保持一定的韧性，又具有香甜的味道。

3. 新鲜度要求

新鲜的果蔬含有丰富的水分和营养成分，干燥后能更好地保留其风味和品质。腐烂、变质或有病虫害的果蔬不仅会影响干制品的口感和安全性，还可能导致干燥过程中微生物滋生，影响产品质量。因此，在原料采购和加工前，要严格筛选，剔除不合格的果蔬。

（二）原料处理

原料处理是果蔬干制品加工的关键环节，合理的处理能提高干燥效率，改善干制品质量。

1. 分级、清洗

（1）分级　根据果蔬的大小、形状、色泽和成熟度进行分级。分级可以保证同一批次干制品的质量均匀一致，便于后续的加工和销售。例如，将苹果按照直径大小分为不同等级，干燥后包装成不同规格的产品，可满足不同消费者的需求。

（2）清洗　清洗的目的是去除果蔬表面的泥土、灰尘、农药残留和微生物等杂质。清洗方法应根据果蔬的种类和特性选择。对于表面光滑的果蔬，如苹果、梨等，可采用流水冲洗；对于表面有茸毛或凹陷的果蔬，如桃、草莓等，除了流水冲洗外，还可适当浸泡，并用软毛刷轻轻刷洗。清洗时要注意水温不宜过高，以免影响果蔬的品质。

2. 去皮、去核和切分

（1）去皮　部分果蔬的皮较厚或口感不佳，干燥前需要去皮。去皮方法有机械去皮、化学去皮和手工去皮等：机械去皮效率高，适用于大规模生产，但可能会造成部分果肉损失；化学去皮利用化学药剂溶解果皮，速度快，但要注意药剂的残留问题；手工去皮则适用于小批量生产或对品质要求较高的产品，能较好地保留果肉。例如，制作马铃薯干时，通常采用机械去皮的方法去除马铃薯表皮。

（2）去核　对于有核的果蔬，如桃、杏等，在干燥前要去核，以提高干制品的口感和食用便利性。去核可采用专门的去核工具或设备。

（3）切分　应根据果蔬大小和干燥要求进行切分。切分能使果蔬在干燥过程中受热均匀，加快干燥速度。切分的形状和大小应根据具体产品而定。例如，将苹果切成薄片或小块，便于干燥和后续包装；将胡萝卜切成条状，干燥后可作为零食食用。

3. 热烫

热烫是指将原料放入沸水或蒸汽中处理一段时间的过程，其作用主要有以下几点。

（1）灭酶　果蔬中含有多种酶，如多酚氧化酶等，这些酶在干燥过程中可能会导致果蔬发生褐变、风味变化等不良现象。热烫可以破坏酶的活性，防止这些变化的发生。例如，在干燥青椒时，热烫能有效抑制青椒的酶促褐变，保持其翠绿的色泽。

(2) 软化组织　热烫能使果蔬的组织软化，便于后续的切分和干燥。软化后的果蔬在干燥过程中更容易失去水分，干燥速度加快。

(3) 排出部分空气　热烫过程中，果蔬细胞内的部分空气会被排出，减少干燥后制品内部的孔隙，提高制品的密实度和保存性。

热烫的时间和温度应根据果蔬的种类和大小进行合理控制。时间过短或温度过低，不能达到灭酶和软化组织的目的；时间过长或温度过高，则会导致果蔬营养成分流失过多，口感变差。

4. 硫处理

硫处理是利用二氧化硫或亚硫酸盐等物质对果蔬进行处理的一种方法，其主要作用是护色、防腐和抗氧化。

(1) 护色　二氧化硫能与果蔬中的酚类物质结合，防止其氧化褐变，保持果蔬的原有色泽。例如，在干燥葡萄干时，硫处理能使葡萄保持鲜艳的紫色。

(2) 防腐　二氧化硫具有抑制微生物生长的作用，能延长干制品的保质期。

(3) 抗氧化　硫处理可以防止果蔬中的维生素 C 等营养成分被氧化破坏，保留更多的营养成分。

硫处理的方法有熏硫和浸硫两种。熏硫是将果蔬放在密闭的容器中，点燃硫黄产生二氧化硫气体进行熏蒸；浸硫则是将果蔬浸泡在含有亚硫酸盐的溶液中。但要注意，二氧化硫残留量过高会对人体健康造成危害，因此在进行二氧化硫处理时要严格控制用量和处理时间，确保干制品中的二氧化硫残留量符合国家相关标准。

5. 浸碱脱蜡

对于一些表面有蜡质的果蔬，如柑橘类水果，在干燥前需要进行浸碱脱蜡处理。蜡质会阻碍水分从果蔬内部蒸发出来，影响干燥速度和效果。浸碱脱蜡是利用碱性溶液溶解果蔬表面的蜡质。常用的碱性溶液有氢氧化钠、氢氧化钾等稀溶液。浸碱的时间和浓度要根据果蔬的种类和蜡质含量进行适当调整，浸碱后要及时用清水冲洗干净，防止碱性物质残留影响干制品的品质。

（三）干燥

干燥是果蔬干制品加工的核心环节，直接影响干制品的质量和产量。

1. 温度控制

温度是影响干燥速度和干制品质量的关键因素之一：温度过高，虽然能加快干燥速度，但可能会导致果蔬表面水分蒸发过快，形成硬壳，阻碍内部水分向外扩散，使干燥不均匀，同时还会引起果蔬中营养成分的破坏和风味的改变；温度过低，干燥速度过慢，不仅会增加干燥时间，还可能导致微生物滋生，影响干制品的卫生质量。

不同果蔬的干燥温度要求不同。一般来说，初始干燥温度可适当高一些，以加快表面水分蒸发，但后期要降低温度，避免内部水分蒸发不完全。例如，干燥苹果片时，初始干燥温度可控制在 60～70℃，后期降至 50～60℃。

2. 湿度控制

湿度也会影响干燥过程：空气湿度过高，水分蒸发速度减慢，干燥时间延长；空气湿度过低，虽然能加快干燥速度，但可能会导致果蔬过度干燥，质地变硬，口感变差。在干燥过程中，要根据果蔬的种类和干燥阶段，合理控制干燥环境的湿度。可以通过通风、加热等方式调节湿度。例如，在干燥初期，可适当增加通风量，降低空气湿度；在干燥后期，减少通风量，保持一定的湿度，使果蔬内部水分缓慢蒸发。

3. 倒换烘盘

在干燥过程中，为了使果蔬受热均匀，避免出现部分干燥过度、部分干燥不足的情况，需要定期倒换烘盘。倒换烘盘的频率和时间要根据干燥设备的类型、果蔬的种类和干燥进度进行调整。一般来说，在干燥初期，可每隔 1～2h 倒换一次烘盘，随着干燥的进行，倒换频率可适当降低。倒换烘盘时要注意动作轻柔，避免损坏果蔬。

（四）回软、分级

干燥后的果蔬干制品需要进行回软和分级处理，以提高产品的质量和市场竞争力。

1. 回软

回软是将干燥后的果蔬干制品堆积在一起，使其内部水分重新分布，达到质地均匀的过程。干燥后果蔬内部和外部的水分含量可能不一致，导致质地软硬不均。通过回软，水分可以从水分含量较高的部分向水分含量较低的部分迁移，使干制品的质地变得柔软、一致。回软的时间和条件要根据果蔬的种类和干燥程度进行控制。一般来说，回软时间可在几天到几周不等，回软环境要保持一定的温度和湿度，温度可控制在 20～30℃，湿度可控制在 60%～70%。

2. 分级

回软后的果蔬干制品要根据大小、色泽、形状和完整度等进行分级。分级可以满足不同消费者的需求，提高产品的附加值。例如，可将葡萄干按照颗粒大小分为特级、一级、二级等不同等级，分别包装销售。分级可采用人工分级或机械分级的方法。人工分级适用于小批量生产，能较好地保证分级质量；机械分级则效率高，适用于大规模生产。

（五）压块

对于一些松散的果蔬干制品，如红枣干、枸杞干等，为了便于包装、运输和销售，可进行压块处理。压块是将干制品放入专门的压块设备中，施加一定的压力，使其压缩成块状。压块时要注意压力的大小和时间，压力过大会导致干制品破碎，压力过小则无法达到压块的效果。压块后的干制品应保持一定的形状和硬度，便于后续包装和储存。

（六）包装

包装是果蔬干制品加工的最后一道工序，良好的包装能保护干制品的质量，延长其保质期，提高产品的市场竞争力。

1. 果蔬干制品包装的基本要求

（1）防潮　包装材料应能防止脱水果蔬的吸湿回潮，避免结块和长霉。干制品在储存过程中容易吸收空气中的水分，导致品质下降。因此，包装材料应具有良好的防潮性能。

（2）控制水分增加量　包装材料应能使干制品在常温、90%的相对湿度环境中，6个月内水分增加量不超过1%。这是保证干制品质量和口感的重要指标。

（3）避光和隔氧　包装材料应能避光和隔氧，以防营养物质和色素的破坏。光线和氧气会加速干制品中营养成分的氧化分解，导致色泽变暗、风味变差。

（4）有利于商品推销　包装形态、大小及外观应有利于商品推销。精美的包装能吸引消费者的注意力，提高产品的销售量。

（5）符合食品卫生要求　包装材料应符合食品卫生要求，不能对干制品造成污染，确保消费者的食用安全。

目前，常用的包装容器有木箱、纸箱、纸盒、无毒塑料袋等。

2. 包装方法

（1）普通包装　普通包装多选用木箱、纸箱或纸盒，先在内层衬垫1～2层防潮纸，或给其内壁涂抹防潮材料，将制品按规定要求装入，用衬纸覆盖包装、扎封。这种包装方法简单、成本低，适用于一些对包装要求不高的干制品。

（2）充气包装　使用充气包装机将制品按要求定量装入无毒聚乙烯薄膜袋后，充入氮气或二氧化碳气体，然后密封。充气包装有利于防止氧化和生虫。氮气和二氧化碳能减少包装内的氧气含量，抑制微生物生长和氧化反应的发生。

（3）脱气包装　采用脱氧剂，方法是将脱氧剂包成小包，与制品同时封在一个不透气的袋内，脱氧剂吸收容器内的氧气，使包装内形成无氧环境。脱氧剂的配方为：氧化亚铁3份，氢氧化钙0.6份，七水合亚硫酸钠0.1份，碳酸氢钠0.2份（按质量份计），以5g为一包。脱气包装能有效去除包装内的氧气，延长干制品的保质期。

（4）真空包装　将制品定量装入不透气的袋内，放入真空包装机，经抽气后在机内热合密封即可。真空包装能去除包装内的空气，减少氧气含量，防止干制品氧化变质，同时还能抑制微生物的生长繁殖。

三、几种果品和蔬菜的干制

（一）葡萄干

1. 原料选择

葡萄干的质量与原料葡萄的品质息息相关。在原料选择上，通常优先考虑无核白葡萄这一品种。无核白葡萄具有诸多适合制作葡萄干的特性，其果粒小而紧密，果肉厚实且含糖量高，一般在22%～25%，较高的含糖量使得干燥后的葡萄干口感香甜。同时，它的色泽呈黄绿色或淡黄色，干燥后能保持较好的色泽，外观诱人。此外，要选择成熟度适中、无病虫害、无机械损伤的葡萄串：成熟度过低，葡萄的甜度和风味不足，干燥后口感欠佳；成熟度过高，葡萄可能在干燥过程中过于软烂，影响成品质量。

2. 预处理

(1) 浸碱　葡萄表面有一层天然蜡质，这层蜡质会阻碍水分在干燥过程中的蒸发，影响干燥速度和效果。因此，需要进行浸碱处理。一般采用浓度为1%～2%的氢氧化钠溶液，将葡萄串浸泡在溶液中1～2min。浸碱时间要严格控制：时间过短，蜡质去除不彻底，干燥仍会受到阻碍；时间过长，则可能导致葡萄表皮受损，影响外观和品质。浸碱后，要立即用清水冲洗干净，防止碱性物质残留。

(2) 熏硫　熏硫的主要作用是护色、防腐和抗氧化。在熏硫过程中，将浸碱后的葡萄串放入密闭的熏硫室，点燃硫黄。硫黄燃烧产生二氧化硫气体，二氧化硫能与葡萄中的酚类物质结合，防止其氧化褐变，保持葡萄的原有色泽，使干燥后的葡萄干色泽鲜艳。同时，二氧化硫具有抑制微生物生长的作用，能延长葡萄干的保质期。一般来说，每100kg葡萄通常使用硫黄0.5～1kg，熏硫时间为2～3h。但要注意，二氧化硫残留量过高会对人体健康造成危害，因此熏硫后要确保葡萄中的二氧化硫残留量符合国家相关标准。

3. 干燥

(1) 自然干燥　选择通风良好、阳光充足的地方搭建晾晒架，将熏硫后的葡萄串均匀地挂在晾晒架上。自然干燥过程中，要密切关注天气变化，避免葡萄被雨水淋湿。一般自然干燥需要15～20天，具体时间取决于天气状况。在干燥初期，要适当翻动葡萄串，使其受热均匀。自然干燥的优点是成本低，但受天气影响大，干燥时间较长，且卫生条件相对较差。

(2) 人工干燥　人工干燥通常采用干燥设备，如热风干燥箱等。将熏硫后的葡萄放入干燥设备中，设置合适的干燥温度和湿度。干燥温度一般控制在60～70℃，初始阶段温度可稍高，以加快表面水分蒸发，后期降低温度，避免内部水分蒸发过快导致表面硬化。干燥过程中要不断通风排湿。人工干燥的优点是干燥速度快，不受天气影响，卫生条件好，但设备投资和运行成本相对较高。

4. 回软包装

干燥后的葡萄干需要进行回软处理。将葡萄干堆积在一起，放置在温度为20～25℃、湿度为60%～70%的环境中，回软时间为3～5天。回软的目的是使葡萄干内部和外部的水分重新分布，达到质地均匀，口感柔软。回软后，按照大小、色泽和完整度进行分级，然后采用无毒塑料袋或纸盒等包装材料进行包装。包装时要确保密封良好，防止葡萄干受潮和氧化。

（二）柿饼

1. 原料采收及处理

选择成熟度适中、果形端正、无病虫害的柿子作为原料。一般在柿子颜色由橙黄转为橙红色，但尚未完全软化时采收。采收后，要及时去除柿蒂，并用清水冲洗干净，去除表面的灰尘和杂质。

2. 晾晒与捏饼

将处理好的柿子均匀地摆放在晾晒架上，放在通风良好、阳光充足的地方进行晾晒。在晾晒过程中，要定期翻动柿子，使其受热均匀。当柿子表面干燥，出现皱缩时，开始进行捏饼操作。捏饼的目的是破坏柿子的细胞结构，促进内部水分的蒸发和糖分的转化：第一次捏饼要轻柔，将柿子捏成扁圆形；随着晾晒的进行，再进行第二次、第三次捏饼，每次捏饼的力度要逐渐加大，使柿饼的形状更加规整，质地更加柔软。整个晾晒与捏饼过程一般需要 20～30 天。

3. 上霜

柿饼晾晒至一定程度后，需要进行上霜处理。上霜是将柿饼放置在阴凉、通风、干燥的地方，让其自然析出白色的糖霜。糖霜的主要成分是葡萄糖和果糖，上霜后的柿饼口感更加香甜，也更加美观。上霜过程需要一定的时间，一般需要 10～15 天。上霜完成后，柿饼即可进行包装和销售。

（三）红枣

1. 晒干

晒干是一种简单易行的红枣干燥方法。选择晴朗的天气，将红枣均匀地摊放在晾晒场上，厚度不宜过厚，一般以 3～5cm 为宜。在晾晒过程中，要经常翻动红枣，使其受热均匀。一般晒干需要 7～10 天，具体时间取决于天气以及红枣的品种。晒干后的红枣要放在通风干燥的地方储存，防止受潮和霉变。

2. 人工干制

（1）挑选分级　将采收回来的红枣按照大小、色泽和完整度进行挑选分级。不同等级的红枣在干燥过程中受热和干燥速度可能会有所差异，分级后便于统一干燥，保证干燥质量。

（2）装盘　将分级后的红枣均匀地装入干燥盘，装盘厚度要适中，一般为 2～3cm。装盘过厚会影响干燥速度和均匀性，装盘过薄则会造成空间浪费。

（3）烘烤

① 预热阶段：将装好红枣的干燥盘放入烘烤设备中，设置初始温度为 50～55℃，预热时间为 1～2h。预热阶段的目的是使红枣适应烘烤环境，减少温度骤变对红枣品质的影响。

② 蒸发阶段：预热结束后，将温度升高至 60～65℃，保持这个温度进行蒸发干燥。这个阶段主要是去除红枣表面的大部分水分，时间为 3～4h。在蒸发过程中，要适当通风排湿。

③ 烘干阶段：当红枣表面水分蒸发得差不多时，即进入烘干阶段。将温度降低至55～60℃，继续干燥，使红枣内部的水分充分蒸发。这个阶段时间较长，一般需要5～6h。烘干过程中要密切关注红枣的干燥程度，避免过度干燥或干燥不足。

④ 冷却阶段：烘干结束后，将红枣从烘烤设备中取出，放在通风良好的地方自然冷却。冷却时间一般为1～2h，冷却后红枣的水分含量应控制在12%～15%。

（四）龙眼干

1. 选料

选择果大、肉厚、核小、含糖量高、无病虫害的龙眼作为原料。一般选择成熟度在八成以上的龙眼，这样的龙眼干燥后口感和品质较好。

2. 分级

将选好的龙眼按照大小进行分级，分级后的龙眼在干燥过程中受热和干燥速度会更加均匀，有利于保证干燥质量。

3. 浸泡

将分级后的龙眼放入清水中浸泡1～2h，浸泡的目的是使龙眼表皮软化，便于后续的去壳和干燥处理。同时，浸泡还能去除龙眼表面的部分杂质和农药残留。

4. 过摇

过摇是将浸泡后的龙眼放入摇果机中进行摇动，去除龙眼的外壳和果核。摇果机的转速和时间要根据龙眼的大小和硬度进行调整，避免过度摇动导致龙眼肉破碎。

5. 干燥

干燥方法可以采用自然干燥或人工干燥。自然干燥时，将去壳去核的龙眼肉均匀地摊放在晾晒架上，放在通风良好、阳光充足的地方进行晾晒。人工干燥则可使用干燥设备，设置合适的干燥温度和湿度。干燥温度一般控制在60～70℃，干燥过程中要不断通风排湿。干燥时间一般为5～7天，直到龙眼肉的水分含量达到15%～20%为止。

6. 剪蒂

干燥后的龙眼干要进行剪蒂处理，去除龙眼干顶部的果蒂，使龙眼干更加整齐美观。剪蒂后，按照大小、色泽和完整度进行分级，然后进行包装和销售。

（五）黄花菜

1. 原料的采收与处理

应选择在黄花菜花蕾充分膨大、尚未开放时进行采收。采收时间一般在清晨或傍晚，此时花蕾的含水量较高，品质较好。采收后的黄花菜要及时进行杀青处理，以防止花蕾开放和营养成分流失。杀青方法可采用蒸汽杀青或沸水杀青，蒸汽杀青时间为1～2min，沸水杀青时间为2～3min。杀青后，要立即用冷水冲洗冷却，防止黄花菜过度熟化。

2. 干制

(1) 晒干　将杀青冷却后的黄花菜均匀地摊放在晾晒场上，厚度不宜过厚，一般为1～2cm。在晾晒过程中，要经常翻动黄花菜，使其受热均匀。一般晒干需要3～5天，具体时间取决于天气状况。晒干后的黄花菜要放在通风干燥的地方储存，防止受潮和霉变。

(2) 烘干

① 装盘：将杀青冷却后的黄花菜均匀地装入干燥盘，装盘厚度要适中，一般为1～1.5cm。

② 升温：将装好黄花菜的干燥盘放入烘烤设备中，设置初始温度为40～45℃，升温时间为1～2h。升温阶段的目的是使黄花菜适应烘烤环境。

③ 通风排湿：升温结束后，将温度升高至55～60℃，保持这个温度进行干燥。在干燥过程中，要不断通风排湿，通风排湿的时间和频率要根据黄花菜的干燥程度进行调整。

④ 倒盘翻菜：在干燥过程中，要定期进行倒盘翻菜操作，使黄花菜受热和干燥更加均匀，通常每隔1～2h倒盘翻菜一次。烘干时间一般为6～8h，直到黄花菜的水分含量达到13%～15%为止。

(六) 干线椒

1. 采收

选择色泽鲜艳、果肉厚实、无病虫害的线椒进行采收。一般在线椒充分成熟，但尚未变软时采收。采收后的线椒要及时进行挑选和处理，防止堆积发热导致品质下降。

2. 挑选、分级、装盘

将采收回来的线椒按照大小、色泽和完整度进行挑选分级。然后将分级后的线椒均匀地装入干燥盘，装盘厚度要适中，一般为2～3cm。

3. 干制

(1) 升温蒸发　将装好线椒的干燥盘放入烘烤设备中，设置初始温度为50～55℃，升温时间为1～2h。升温阶段的目的是使线椒适应烘烤环境，同时去除线椒表面的部分水分。

(2) 通风排湿　升温结束后，将温度升高至60～65℃，保持这个温度进行干燥。在干燥过程中，要不断通风排湿，通风排湿的时间和频率要根据线椒的干燥程度进行调整。

(3) 排湿　当线椒表面水分蒸发得差不多时，要适当加大通风排湿的力度，加快线椒内部水分的蒸发。这个阶段温度可保持在60～65℃，时间为2～3h。

(4) 发汗　排湿结束后，将温度降低至50～55℃，进行发汗处理。发汗的目的是使线椒内部和外部的水分重新分布，达到质地均匀。发汗时间一般为1～2h。

(5) 干燥完成阶段　发汗结束后，继续干燥至线椒的水分含量达到12%～15%，即干燥完成。

4. 回软

干燥后的干线椒要进行回软处理。将干线椒堆积在一起，放置在温度为 20～25℃、湿度为 60%～70%的环境中，回软时间为 2～3 天。回软的目的是使干线椒质地更加柔软，口感更好。

5. 分级、包装、贮藏

回软后，按照大小、色泽和完整度进行分级，然后采用无毒塑料袋或纸箱等包装材料进行包装。包装时要确保密封良好，防止干线椒受潮和虫蛀。包装后的干线椒要存放在通风干燥、阴凉避光的地方，避免阳光直射和高温高湿环境。

（七）脱水蒜片

1. 原料选择

选择蒜头大、蒜瓣饱满、无病虫害、无机械损伤的大蒜作为原料。大蒜的新鲜度和品质直接影响脱水蒜片的质量。

2. 切蒂、去皮、分瓣

将大蒜的蒜蒂切去，然后采用机械去皮或手工去皮的方法去除蒜皮。去皮后，将大蒜分瓣，便于后续的切片和干燥处理。

3. 漂洗

将分瓣后的大蒜放入清水中漂洗，去除表面的灰尘和杂质。漂洗时间不宜过长，以免大蒜吸收过多水分。

4. 切片

将漂洗后的大蒜瓣放入切片机中进行切片，切片厚度一般为 1～2mm，且要均匀一致，以保证干燥速度和质量的均匀性。

5. 漂洗

切片后的大蒜片要再次进行漂洗，去除切片过程中产生的黏液和杂质。漂洗后，要用清水冲洗干净，防止残留的黏液影响干燥效果。

6. 沥干

将漂洗后的大蒜片放在沥干架上沥干水分，一般沥干时间为 1～2h。沥干水分可以减少干燥时间，提高干燥效率。

7. 烘干

将沥干后的大蒜片均匀地摊放在干燥盘上，放入烘烤设备中进行烘干。设置初始温度为 40～45℃，升温时间为 1～2h。然后将温度升高至 55～60℃，继续干燥。在干燥过程中，要不断通风排湿。烘干时间一般为 6～8h，直到大蒜片的水分含量达到 4%～6%为止。

8. 分级包装

干燥后的大蒜片要进行分级包装。按照大蒜片的大小、色泽和完整度进行分级，然后采用无毒塑料袋或纸盒等包装材料进行包装。包装时要确保密封良好，防止大蒜片受潮和氧化。

第三节 果蔬干制品的贮藏与复水

一、干制品的贮藏

（一）干制品贮藏环境要求

1. 温度

温度是影响干制品贮藏稳定性的关键因素之一。一般来说，低温环境有利于延长干制品的保质期。在低温条件下，微生物的生长繁殖速度会显著减慢，酶的活性也会受到抑制，从而减少干制品因微生物污染和酶促反应而导致的品质下降现象。

对于大多数干制品而言，适宜的贮藏温度范围为0～10℃。例如，葡萄干、红枣等果干类干制品，在0～5℃的低温环境下贮藏，能有效保持其色泽、风味和营养成分，延缓氧化和变质的速度。如果温度过高，微生物会加速繁殖，酶的活性也会增强，导致干制品出现发霉、变色、变味等现象。例如，当环境温度超过20℃时，一些含糖量较高的干制品容易吸引昆虫和滋生霉菌，严重影响其品质和安全性。

2. 湿度

湿度对干制品的贮藏同样至关重要。干制品本身含水量较低，如果贮藏环境湿度过高，干制品会吸收空气中的水分，导致含水量增加。当干制品的含水量超过一定限度时，微生物就会开始生长繁殖，同时酶促反应也会加剧，从而使干制品的品质恶化。

通常，干制品贮藏环境的相对湿度应控制在60%～70%。例如，香菇、木耳等食用菌干制品，若贮藏在相对湿度超过70%的环境中，很容易吸潮回软，甚至发霉变质。而一些对湿度要求更为严格的干制品，如奶粉、蛋白粉等，贮藏环境的相对湿度可能需要控制在50%以下。

3. 光照和空气

光照中的紫外线会对干制品中的一些营养成分，如维生素、色素等产生破坏作用，导致干制品的营养价值降低、色泽变差。因此，干制品应贮藏在避光的环境中，可采用不透光的包装材料或将其存放在黑暗的仓库中。

空气中的氧气会与干制品中的成分发生氧化反应，导致干制品的品质下降。例如，油脂含量较高的干制品，如核桃、杏仁等坚果类干制品，在氧气的作用下容易发生氧化酸败，产生“哈喇味”。为了减少氧气的影响，可以采用真空包装或充氮包装等方法，降低包装内的氧气含量。

（二）干制品的贮藏方法和管理

1. 贮藏方法

（1）常温贮藏 适用于一些对温度和湿度要求不是特别严格的干制品。在常温贮藏时，应选择干燥、通风良好的仓库，并将干制品放置在货架上，避免与地面和墙壁直接接触，防止受潮。同时，要注意仓库的清洁卫生，定期进行消毒，防止害虫和微生物的滋生。

（2）低温贮藏　是较为常用的贮藏方法，适用于大多数干制品。可以将干制品放入冷藏库或冷冻库中进行贮藏。在低温贮藏前，要对干制品进行适当包装，防止其受潮和受到冷害。例如，将葡萄干装入密封的塑料袋中，再放入冷藏库，可有效延长其保质期。

（3）气调贮藏　通过调节贮藏环境中的气体成分，如降低氧气含量、增加二氧化碳含量，来抑制微生物的生长和酶的活性，从而延长干制品的贮藏期。气调贮藏常用于一些高价值的干制品，如高档坚果、干果等，可以采用气调包装或气调库进行贮藏。

2. 贮藏管理

① 在贮藏过程中，要定期对干制品进行检查，观察其外观、色泽、气味等是否有变化。如发现干制品有发霉、变色、变味等情况，应及时进行处理，防止问题扩大。

② 干制品容易受到害虫的侵害，如米象、谷蠹等。可以采用物理方法，如安装防虫网、使用诱虫灯等，或化学方法，如使用适量的防虫剂，来防止害虫的侵害。但要注意防虫剂的使用量和残留量，确保干制品的安全性。

③ 要选择合适的包装材料对干制品进行包装，包装材料应具有良好的密封性、防潮性和遮光性。同时，要注意包装的完整性，避免因包装破损导致干制品受潮或受到污染。在包装上应标明干制品的名称、生产日期、保质期等信息，方便管理和销售。

二、干制品的复水

复水，这一看似简单的操作，实则是让干制品重焕生机的关键步骤。它指的是为了使干制品恢复到接近新鲜状态而将其置于水中进行浸泡的过程。对于脱水蔬菜而言，复水处理更是必不可少的一环：一般情况下，脱水蔬菜只有经过复水处理后才能食用，重新以适宜的口感和质地呈现在人们的餐桌上。

在进行复水操作时，水的选择至关重要，该操作所用的水必须清洁卫生，这是保障食品安全的基本要求。若使用受到污染的水进行复水，不仅可能无法恢复干制品的品质，还可能引入有害物质，对人体健康造成威胁。同时，应注意水的用量不宜过多，这是因为干制品在浸泡过程中，其内部的可溶性物质会逐渐溶解到水中，如果用水量过大，制品内大量的可溶性物质就会随水流失，导致干制品的风味和营养成分大打折扣。通常来说，用水量为干制品重量的10～16倍为宜，这个比例经过长期的实践和研究，能够在保证干制品充分复水的同时，最大程度地减少可溶性物质的流失。

浸泡水的温度和浸水时间对复水效果有显著影响。从浸水时间来看，一般情况下，浸泡时间越长，复水越充分。这是因为随着浸泡时间的延长，水分有更多的机会渗透到干制品的内部组织中，使其逐渐恢复水分和弹性。然而，浸泡时间也并非越长越好，过长的浸泡时间可能会导致干制品过于软烂，失去原本的口感和质地。

浸泡水的温度同样关键。浸温越高，干制品吸水速度越快，复水时间也就越短。高温能够加速水分子的运动，使水分更快地进入干制品的细胞间隙和组织中。但需要注意的是，过高的温度也可能会对干制品的品质产生不利影响。例如，一些含有热敏性营养成分的干制品，在高温浸泡下可能会导致营养成分的破坏和流失。而且，过高的温度还可能使干制品的表面过度软化，而内部却仍未充分复水，造成复水不均匀的情况。

干制品的复水性是衡量干制品质量好坏的一个重要指标。复水性好的干制品，能够在较短的时间内恢复到接近新鲜原料的品质，包括口感、质地、色泽和营养成分。但实际上，干制品复水后其质量很难百分之百地达到新鲜原料的品质，这受到多种因素的影响。一方面，干制品的种类、品种、成熟度以及干燥方法都会对其复水性产生影响。不同的干制品具有不同的组织结构和成分，在干燥过程中，其内部的水分和可溶性物质会发生变化，从而影响复水的效果。例如，采用冷冻干燥方法制成的干制品，其复水性通常较好，能够较好地保留新鲜原料的品质；而采用热风干燥方法制成的干制品，复水性可能会相对较差一些。另一方面，复水方法也起着至关重要的作用。复水时水的用量、温度和时间，以及浸泡的方式、搅拌的频率等，都会对复水效果产生影响。

因此，在实际操作中，需要根据干制品的特点和要求，选择合适的复水方法，以达到最佳的复水效果，让干制品重新展现出其应有的美味和营养。

第六章

蔬菜腌制品加工

第一节　蔬菜腌制品的类别

一、发酵性腌制品

发酵性腌制品在腌制过程中，微生物发挥着关键作用。这些微生物利用蔬菜中的营养成分进行代谢活动，产生各种风味物质，使腌制品具有独特的风味和质地。根据腌制过程中蔬菜的水分状态，发酵性腌制品又可分为湿态发酵腌制品和干态发酵腌制品。

（一）湿态发酵腌制品

湿态发酵腌制品在腌制时，蔬菜通常浸泡在具有一定浓度的盐水中，水分含量较高。常见的湿态发酵腌制品有泡菜、酸菜等。

以泡菜为例，其制作过程通常是将新鲜蔬菜如白菜、萝卜、黄瓜等洗净切块，放入泡菜坛中，加入适量的盐、辣椒、花椒、姜、蒜等调料，再注入凉开水或淘米水，使蔬菜完全浸没在液体中。在适宜的温度下，乳酸菌等微生物开始大量繁殖。乳酸菌将蔬菜中的糖类分解为乳酸，随着乳酸的积累，腌制环境的酸度逐渐升高，从而赋予了泡菜独特的酸味，同时抑制了其他有害微生物的生长。此外，发酵过程中还会产生一些醇类、酯类等物质，这些物质相互作用，形成了泡菜浓郁的香气和爽口的口感。

泡菜不仅味道鲜美，还具有一定的营养价值。在发酵过程中，蔬菜中的维生素、矿物质等营养成分得到了一定程度的保留，同时乳酸菌等有益微生物还能发挥调节肠道菌群、促进消化等保健功能。

酸菜也是典型的湿态发酵腌制品。制作酸菜一般选用大白菜，经过清洗、晾晒后，放入大缸中，加入适量的盐和水，用石头压实。在发酵过程中，乳酸菌同样起主导作用，其产生乳酸使酸菜具有酸爽的口感。酸菜常被用于烹饪各种菜肴，如酸菜炖粉条、酸菜鱼等，为菜肴增添了独特的风味。

（二）干态发酵腌制品

干态发酵腌制品在腌制时，蔬菜的水分含量相对较低。这种腌制方式通常会使蔬菜的质地更加紧实，风味更加浓郁。梅干菜是干态发酵腌制品的代表之一。

制作梅干菜一般选用芥菜、雪里蕻等蔬菜。首先将蔬菜洗净晾干，然后进行腌制。腌制过程中加入适量的盐，通过揉搓等方式使盐充分渗透到蔬菜中。腌制一段时间后，将蔬菜取出晾晒，使其水分大量蒸发。在晾晒过程中，蔬菜表面会附着一些天然的微生物，这些微生物会进一步发酵，产生独特的风味物质。经过多次晾晒和发酵，蔬菜逐渐变成深褐色，质地干硬，便成了梅干菜。

梅干菜具有浓郁的香气和醇厚的味道，常被用于制作梅干菜扣肉等经典菜肴。在烹饪过程中，梅干菜能够吸收肉类的油脂，使菜肴更加美味可口，同时自身也会变得更加柔软多汁。

此外，一些地区的传统干态发酵腌制品还会采用特殊的发酵工艺和调料，使产品具有独特的地域特色。例如，某些地方会使用酒曲等发酵剂来促进蔬菜的发酵，赋予腌制品更加复杂的风味。

二、非发酵性腌制品

非发酵性腌制品在腌制过程中不依赖微生物的发酵作用，主要通过添加盐、酱、糖、醋、酒精等调味料来赋予产品风味。

（一）盐渍品

盐渍品是以盐为主要调味料腌制而成的蔬菜制品。盐具有抑制微生物生长的作用，高浓度的盐溶液可以降低蔬菜的水分活度，从而延长蔬菜的保质期。常见的盐渍品有腌萝卜、腌黄瓜等。

制作腌萝卜时，将新鲜萝卜洗净切成条状或片状，放入容器中，加入适量的盐，搅拌均匀后腌制一段时间。在腌制过程中，萝卜中的水分会渗出，同时盐分会渗透到萝卜内部。经过一段时间的腌制，萝卜会变得口感爽脆，具有浓郁的咸味。盐渍品不仅可以作为小菜直接食用，还可以用于烹饪，为菜肴增添咸香的味道。

（二）酱渍品

酱渍品是使用酱类作为主要调味料腌制而成的蔬菜制品。酱的种类繁多，如黄豆酱、甜面酱、豆瓣酱等，不同的酱具有不同的风味和色泽，能够赋予蔬菜腌制品独特的口感和外观。

以酱黄瓜为例，制作时先将黄瓜洗净切段，用盐腌制一段时间后挤干水分。然后将黄瓜放入酱缸中，加入适量的酱料（如黄豆酱）和糖、蒜、姜等调味料，搅拌均匀后密封腌制。在腌制过程中，酱料中的风味物质会逐渐渗透到黄瓜中，使黄瓜具有浓郁的酱香和甜美的味道。酱渍品通常色泽红亮，口感醇厚，深受消费者喜爱。

（三）糖醋渍品

糖醋渍品以糖和醋为主要调味料，通过糖的甜味和醋的酸味相互融合，形成酸甜可口的独特风味。常见的糖醋渍品有糖醋蒜、糖醋萝卜等。

制作糖醋蒜时，将新鲜大蒜去皮洗净，放入容器中，加入适量的盐腌制一段时间，以去除大蒜的辛辣味。然后将大蒜捞出，放入另一个容器中，加入糖、醋、水等调料，糖和醋的比例可以根据个人口味进行调整。密封腌制一段时间后，大蒜会逐渐吸收糖醋汁的味道，变得酸甜爽口。糖醋渍品不仅口感美味，还具有一定的开胃消食作用。

（四）酒精渍品

酒精渍品是利用酒精的防腐作用和独特香气来制作的蔬菜腌制品。酒精可以抑制微生物的生长繁殖，延长蔬菜的保质期，同时还能为腌制品增添一种特殊的酒香。

例如，一些地区会制作酒精渍的辣椒或水果蔬菜混合腌制品。制作时将辣椒或其他蔬菜洗净切块，放入容器中，加入适量的白酒、糖、盐等调料，密封腌制。酒精会渗透到蔬菜中，抑制微生物的活动，同时与其他调料相互作用，形成独特的风味。酒精渍品通常具有浓郁的酒香以及酸甜或咸甜的口感，适合作为下酒菜或配菜食用。

第二节　蔬菜腌制品的加工原理

一、食盐在腌制过程中的作用

（一）食盐的高渗压作用

食盐具有高渗压特性，这是其在蔬菜腌制中发挥重要作用的基础原理之一。当食盐溶解于水中形成溶液时，溶液会产生高于周围细胞液的渗透压。

在蔬菜腌制过程中，将蔬菜置于一定浓度的食盐溶液中，由于蔬菜细胞内的渗透压低于外界食盐溶液的渗透压，水分会从细胞内向外渗透。细胞内的水分不断通过细胞膜向外扩散，进入食盐溶液中，导致蔬菜细胞失水。这种高渗压作用不仅使蔬菜的质地发生改变，变得相对紧实，更重要的是，它对微生物的生存和繁殖产生了极大的抑制作用。

大多数微生物细胞内的渗透压与蔬菜细胞相似，当处于高渗压的食盐溶液环境中时，微生物细胞内的水分也会大量外渗。细胞失水会导致微生物的生理活动受到严重影响，如细胞代谢减缓、酶活性降低等。一些对渗透压变化较为敏感的微生物，甚至会因为细胞严重失水而死亡。例如，常见的腐败菌大肠埃希菌、金黄色葡萄球菌等，在高渗压的食盐溶液中很难存活和繁殖，从而有效减少了蔬菜在腌制过程中因微生物活动而导致的腐败变质，延长了蔬菜腌制品的保质期。

（二）食盐的脱水作用

食盐的脱水作用与高渗压作用紧密相关，但又有其独特性。高渗压使得蔬菜细胞内的水分不断向外渗透，而食盐在这个过程中起到了促进和引导的作用。

随着水分的不断渗出，蔬菜细胞内的可溶性物质浓度相对升高。食盐能够与这些可溶性物质结合，进一步促进水分的脱出。例如，蔬菜细胞内的糖类、有机酸等物质，在食盐的作用下，会与水分子形成一定的结合状态，使得水分更容易从细胞中脱离出来。

这种脱水作用对蔬菜腌制品的品质有着重要影响。一方面，脱水后的蔬菜体积缩小，质地更加紧密，口感也发生了变化，如腌制后的萝卜干，质地变得有嚼劲，口感爽脆。另一方面，脱水作用减少了蔬菜中的水分含量，降低了微生物生长所需的水分活度。水分活度越低，微生物生长越困难。通过食盐的脱水作用，降低了蔬菜腌制品的水分活度，从而进一步抑制了微生物的生长繁殖，保障了产品的质量和安全性。

此外，脱水作用还使得蔬菜中的风味物质更加浓缩。在腌制过程中，蔬菜本身的风味物质以及添加的调料成分，随着水分的脱出而相对集中，赋予了蔬菜腌制品浓郁的风味。例如，腌制后的梅干菜，由于脱水作用，其香气更加醇厚，味道更加浓郁。

（三）食盐的抗氧化作用

食盐在蔬菜腌制过程中具有一定的抗氧化作用，这对于保持蔬菜腌制品的色泽、风味和营养价值具有重要意义。

蔬菜中含有一些易被氧化的成分，如维生素 C、多酚类物质等。这些成分在氧化过程中会发生颜色变化、风味改变以及营养损失。食盐能够在一定程度上抑制氧化反应的发生。

食盐中的氯离子可以与蔬菜中的一些氧化酶结合，降低酶的活性，从而减缓氧化酶催化的氧化反应速度。例如，在腌制过程中，氯离子与多酚氧化酶结合，使其活性受到抑制，减少了多酚类物质的氧化，从而保持了蔬菜腌制品的色泽。例如，腌制后的黄瓜，在食盐的抗氧化作用下，能够保持相对稳定的色泽，不易出现褐变现象。

同时，食盐还能与一些自由基发生反应，清除自由基，减少自由基对蔬菜中营养成分的破坏。自由基是一种具有高度活性的化学物质，能够引发一系列的氧化反应，使蔬菜中的营养成分被氧化分解。食盐通过清除自由基，保护了蔬菜中的维生素、矿物质等营养成分，提高了蔬菜腌制品的营养价值。

此外，食盐的抗氧化作用还有助于保持蔬菜腌制品的风味。氧化反应会导致蔬菜产生一些不良的风味物质，如产生异味等。食盐通过抑制氧化反应，能减少这些不良风味物质的产生，使蔬菜腌制品能够保持其原有的风味特点。

二、腌制过程中微生物的发酵作用

（一）乳酸发酵

乳酸发酵是蔬菜腌制过程中最为常见且重要的发酵方式之一，主要由乳酸菌主导。乳酸菌是一类能够利用糖类产生乳酸的革兰氏阳性菌，在蔬菜腌制的环境中，它们能够迅速生长繁殖。

当新鲜蔬菜放入含有一定盐分的腌制液中时，乳酸菌开始利用蔬菜中的糖类物质进行代谢。它们通过糖酵解途径将葡萄糖等六碳糖分解为丙酮酸，然后丙酮酸在乳酸脱氢酶的作用下进一步还原为乳酸。随着乳酸的不断积累，腌制环境的酸度逐渐升高，pH 值降低。

这种酸度的变化对腌制品的品质有着多方面的影响。首先，从风味角度来看，乳酸赋予了腌制品独特的酸味，这种酸味清新爽口，能够刺激食欲。例如，常见的泡菜具有酸辣可口的口感，其酸味主要来源于乳酸发酵产生的乳酸。其次，从保存性方面考虑，低 pH 值的环境不利于大多数有害微生物的生长和繁殖。许多腐败菌和致病菌在酸性条件下无法生存，从而有效地延长了腌制品的保质期。例如，酸菜在乳酸发酵的作用下，能够在较长时间内保持品质稳定，不易变质。

此外，乳酸发酵过程中还会产生一些其他的代谢产物（如有机酸、醇类、酯类等），这些物质相互作用，形成了腌制品复杂而独特的风味体系。例如，一些乳酸菌在发酵过程中会产生少量的双乙酰，它具有奶油般的香气，为腌制品增添了丰富的风味层次。

（二）酒精发酵

酒精发酵在蔬菜腌制过程中虽然不如乳酸发酵常见，但在一些特定的腌制工艺中也会发生，主要由酵母菌引起。酵母菌是一类能够将糖类转化为酒精和二氧化碳的单细胞真菌。

在蔬菜腌制过程中，如果腌制环境具有一定的封闭性，并且含有可发酵的糖类物质，酵母菌就有可能开始进行酒精发酵。酵母菌利用糖类物质，通过糖酵解和酒精发酵途径，将葡萄糖等六碳糖分解为乙醇和二氧化碳。

酒精发酵对腌制品的风味和质地产生了一定的影响。从风味上来说，酒精本身具有一定的刺激性气味，但在腌制过程中，酒精会与其他风味物质发生相互作用，形成独特的风味。例如，在一些用酒曲腌制的蔬菜制品中，酒精发酵产生的酒精与蔬菜中的香气成分结合，形成了浓郁而复杂的酒香风味。同时，酒精发酵过程中产生的二氧化碳会使腌制品内部产生一定的气泡，使质地变得相对疏松。在一些泡菜或腌制水果蔬菜混合制品中，二氧化碳的存在会使产品具有爽口的口感。

然而，酒精发酵也需要控制在一定的范围内。如果酒精含量过高，可能会掩盖蔬菜本身的风味，并且影响产品的口感和安全性。过量的酒精还可能对微生物的生长产生抑制作用，干扰其他有益发酵过程的进行。因此，在实际的蔬菜腌制过程中，需要根据具体的腌制工艺和产品要求，合理控制酒精发酵的条件。

（三）醋酸发酵

醋酸发酵通常是在蔬菜腌制后期，当腌制环境中有一定的酒精存在时，由醋酸菌引发的发酵过程。醋酸菌是一类能够将酒精氧化为醋酸的革兰氏阴性菌。

当腌制液中含有酒精时，醋酸菌会利用酒精作为底物，通过氧化反应将酒精转化为醋酸。这一过程需要充足的氧气供应，因此醋酸发酵通常在腌制容器的表面或通气良好的部位进行。随着醋酸的不断产生，腌制环境的酸度会进一步升高。

醋酸发酵对腌制品的风味和保存性有着显著的影响。从风味方面来看，醋酸赋予了腌制品强烈的酸味和醋香，这种酸味比乳酸发酵产生的酸味更加刺激和浓郁。例如，在一些传统的醋渍蔬菜制品中，醋酸发酵产生的醋香是产品独特风味的重要组成部分。从保存性角度考虑，高浓度的醋酸同样具有抑制微生物生长的作用，能够进一步延长腌制品的保质期。而且，醋酸还具有一定的杀菌作用，能够抑制或杀灭一些残留的微生物，提高产品的安全性。

不过，醋酸发酵也需要适度控制。如果醋酸含量过高，会使腌制品的酸味过于强烈，影响口感和食用体验。此外，过高的酸度还可能对蔬菜中的营养成分造成一定的破坏。因此，在蔬菜腌制过程中，需要根据产品的特点和要求，合理调节醋酸发酵的条件，以达到最佳的风味和品质效果。

三、蛋白质的分解作用及其他物质的变化

（一）色素的变化与色泽的形成

1. 蔬菜中的天然色素及其特性

蔬菜中常见的天然色素主要有叶绿素、花青素、类胡萝卜素等。叶绿素是蔬菜呈现绿色的主要色素，分为叶绿素 a 和叶绿素 b，叶绿素 a 呈蓝绿色，叶绿素 b 呈黄绿色。叶绿素在酸性介质中不稳定，易失去绿色成为褐色或绿褐色，在碱性介质中则比较稳定。例如，发酵性腌菜在腌制过程中生成乳酸，使叶绿素被破坏，失去绿色；弱发酵性腌菜，由于蔬菜中含有的水分均呈弱酸性（pH 值约为 6），如果不使酸水排出就用盐腌，则酸性菜水就会使叶绿素破坏，失去原有的鲜绿色。

花青素使蔬菜呈红色（番茄除外）、紫色、蓝色等，其颜色受酸碱性的影响，酸性中为红色、碱性中为蓝色、中性中为紫色。分解、氧化均能使花青素被破坏而失去原有的颜色。

类胡萝卜素是蔬菜天然色泽中较稳定的一类色素，包括胡萝卜素、番茄红素等，它们多表现为红色、橙色、黄色，在腌制中不易褪色。

2. 褐变引起的色泽变化

(1) 酶促褐变产生的色泽变化　蔬菜中的蛋白质在腌制过程中水解为氨基酸以后，会发生酶促褐变。蔬菜中的酚类和单宁物质在氧化酶的作用下，被氧化生成醌类，醌类经过一系列的化学变化，生成褐色的产物，称之为黑色素。例如，酪氨酸

在微生物细胞中或原料组织中所含的酪氨酸酶的作用下，经过一系列的氧化作用，最后生成一种深黄褐色或黑褐色的黑色素（又称为黑蛋白）。蔬菜腌制品装坛虽然装得十分紧密，缺少氧气，但由于这类氧化多为酶促反应，对氧气需求较低，腌制品的色泽依然可以逐渐变黑。

（2）非酶促褐变引起的色泽变化　在非酶促褐变里，由于蛋白质分解所产生的氨基酸与糖类之间发生美拉德反应（羰氨反应）而最终形成黄褐色物质。美拉德反应的过程相当复杂，中间产物也十分丰富，其中一些中间产物还具有香气。所以，很多腌制品在装坛后熟期间，不但产品的色泽会加深，而且产品的香气也会变得更浓郁。

3. 外来色素的影响

这是一种物理吸附作用。由于腌制液中的食盐浓度较高，使得氧气的溶解度大大下降，蔬菜细胞缺乏正常的氧供应，发生窒息作用而失去生命活性，死亡的细胞原生质膜成为可透膜，蔬菜细胞就吸附了腌制原料中的色素而改变了原来的色泽。例如，酱菜吸附了酱的色泽而变为棕黄色。还有些酱腌制品需要着色，常用的天然着色剂有姜黄、辣椒及红花等，如萝卜用姜黄染成黄色，榨菜用辣椒染成红色，这些着色剂都是植物性的天然色素，对人没有毒害作用。

（二）香气与滋味的变化

1. 鲜味的形成

供腌制的蔬菜除含糖以外，还含有一定量的蛋白质和氨基酸。在腌制过程及后熟期间，蔬菜中所含的蛋白质因受微生物的作用及其本身所含蛋白质水解酶的作用而逐渐被分解为氨基酸，这一变化是蔬菜腌制和后熟期间最重要的生化变化之一，在此变化中形成的氨基酸和蛋白质小肽也是腌制品产生一定色泽、香气和风味的主要物质来源。

氨基酸本身就具有一定的鲜味、甜味和香味。例如，谷氨酸的钠盐就是味精，其鲜味十分强烈；丙氨酸具有一种令人愉快的香气；甘氨酸、组氨酸、丝氨酸等均有甜味。此外，氨基酸还可与其他化合物作用而形成更为复杂的产物，为腌制品带来各种风味，如氨基酸与糖类反应时，不但可形成深色的色素，也能产生各种香味物质。在腌制品中，鲜味的主要来源是谷氨酸与食盐作用生成的谷氨酸钠，天冬氨酸也是鲜味物质之一，这两种鲜味物质占氨基酸总量比例较高，使腌制品具有浓郁的鲜味。

2. 香味的形成

（1）蛋白质水解产物形成的香味　一些蔬菜中含有的某些苷类物质会被水解，并生成带有芳香气味的物质。例如，十字花科的蔬菜（芥菜等）所含有的黑芥子苷，有令人不快的苦辣味，经水解后可产生具有特殊香气的芥子油。

（2）发酵作用引起的香味　腌制品特别是低盐腌制品，在腌制期间会出现以乳酸发酵为主的发酵作用，此外也会伴有少量的酒精发酵和微量的醋酸发酵。这些发酵的生成物有乳酸、醋酸、乙醇等物质，它们对腌制品除具有防腐作用外，还可给制品带来爽口的酸味和乙醇的香气，乙醇还可与各种有机酸生成具有芳香气味的酯类，增加产品的风味。

(3) 添加佐料形成的香味　蔬菜在腌制过程中，由于细胞失水发生质壁分离和缺氧引起细胞死亡，细胞周围的物质包括盐液、糖液、酱汁、辣椒、姜蒜等调味品均可渗入到蔬菜细胞中，从而使制品具有香气及咸、酸、甜、辣等滋味。

(三) 脆度的变化

1. 脆度变化的原因

(1) 细胞膨压变化　在腌制中蔬菜失水萎蔫，使细胞膨压下降，脆性减弱。但在腌制过程中，由于盐液的渗透平衡，又能恢复和保持细胞一定的膨压，使泡菜、酸菜、酱菜、糖醋菜等有一定脆度。半干性咸菜的脆度，细胞脱水后虽脆度下降，但组织较紧密，口嚼有抵牙的感觉，但各种咸菜的脆度有所不同。

(2) 果胶物质变化　蔬菜中的果胶以原果胶、果胶和果胶酸的形式存在。只有当果胶以原果胶或与金属离子结合成不溶性的果胶酸盐的形式存在时，蔬菜才能保持较好的脆性。在蔬菜的成熟过程中，原果胶会逐渐被分解为可溶性的果胶而使蔬菜的脆性下降，而腌制过程中有害微生物的活动所分泌的果胶酶，也可将蔬菜中的不溶性果胶分解为可溶性的果胶而使蔬菜的脆性下降。

2. 保持脆度的方法

① 选择成熟度适中，脆嫩而无病虫害的蔬菜原料。

② 腌制前或腌制中可进行硬化处理，使蔬菜原料中的可溶性果胶与金属离子结合形成不溶性的果胶酸盐，以保持腌菜的脆性。例如，腌制时加入 $CaCl_2$、$CaCO_3$ 等，起到硬化的作用。一般加入量为原料总重量的 0.05%，如加入过量反而会使蔬菜组织过硬，口感不好。

③ 正确控制腌制条件，如食盐浓度、pH 值等，抑制有害微生物的活动，防止微生物对腌菜脆性的破坏。

四、蔬菜腌制与亚硝胺

(一) 亚硝基化合物前体物质的来源

合成亚硝基化合物的前体物质广泛存在于各种食品中。在一些品质较差、不新鲜的食品里，其含量往往较多。这是因为食品在储存和变质过程中，内部的化学反应和微生物活动会促使前体物质的积累。此外，为了延长食品的保质期，部分商家会人为加入硝酸盐、亚硝酸盐等进行保存，这也进一步增加了这些前体物质在食品中的含量。

蔬菜作为人们日常饮食中不可或缺的一部分，同样可能成为亚硝基化合物前体物质的来源。像萝卜、大白菜、芹菜、菠菜等常见蔬菜，在种植过程中可能从土壤、水源等环境中吸收硝酸盐。这些硝酸盐进入蔬菜体内后，在特定条件下，如在酶的作用或者细菌的还原作用下，能够被还原成亚硝酸盐。而亚硝酸盐正是合成亚硝基化合物的关键前体物质，这就为亚硝基化合物的产生埋下了隐患。

（二）蔬菜中硝酸盐和亚硝酸盐含量的变化

不同种类的蔬菜，其硝酸盐含量存在明显差异。一般来说，叶菜类蔬菜的硝酸盐含量大于根菜类，根菜类又大于果菜类。这是不同蔬菜的生长特性、代谢方式以及对环境物质的吸收和积累能力不同所导致的。

当新鲜蔬菜被腌制成咸菜后，其硝酸盐和亚硝酸盐的含量会发生显著变化。通常情况下，新鲜蔬菜中亚硝酸盐含量相对较低，一般在 0.7mg/kg 左右。然而，在腌制过程中，由于微生物的活动以及化学反应的进行，硝酸盐会逐渐被还原为亚硝酸盐，咸菜、酸菜等腌制蔬菜中的亚硝酸盐含量会大幅上升，可达到 13～75mg/kg。这一变化是蔬菜腌制过程中必须高度重视的问题，因为过高的亚硝酸盐含量可能增加亚硝基化合物的合成风险，进而对人体健康造成潜在威胁。

（三）影响蔬菜腌制中亚硝酸盐含量的因素

1. 食盐浓度

在蔬菜腌制过程中，食盐浓度对亚硝酸盐含量有着重要影响。研究发现，通常在 5%～10%食盐溶液中进行腌制时，会形成较多的亚硝酸盐。这是因为在这个食盐浓度范围内，微生物的活动和化学反应的条件较为适宜，有利于硝酸盐向亚硝酸盐的转化。如果食盐浓度过低，可能无法有效抑制有害微生物的生长，导致腌制过程失控，亚硝酸盐含量进一步升高；而食盐浓度过高，虽然可以抑制微生物活动，但也可能影响蔬菜的风味和质地，同时也不利于腌制过程中正常发酵反应的进行。

2. 温度

腌制过程中的温度状况会显著影响亚硝基化合物峰值（即亚硝峰出现的时间）、峰值的水平以及全程含量。在较低温度下腌制时，亚硝峰形成的时间相对较慢，但是峰值较高，持续时间长，全程含量也相对较高。亚硝酸盐含量主要聚集在高峰持续期。例如，在腌白菜时，高峰持续可达 19 天，这段时间内亚硝酸盐含量占全程总量的 98%。这是因为低温环境下，微生物的代谢活动减缓，化学反应的速率也降低，导致硝酸盐向亚硝酸盐的转化过程变慢，但转化一旦开始，就会在较长时间内持续进行，从而使得亚硝酸盐含量在高峰期积累较多。

3. 含糖量

亚硝酸盐含量与蔬菜腌制时的含糖量呈负相关。蔬菜中的糖类物质可以为微生物提供能量，促进微生物的生长和代谢。当蔬菜含糖量较高时，微生物会优先利用糖类进行发酵，产生乳酸等有机酸，使腌制环境的 pH 值降低。较低的 pH 值不利于硝酸盐还原菌的生长和活动，从而抑制了硝酸盐向亚硝酸盐的转化，降低了亚硝酸盐的含量。相反，如果蔬菜含糖量较低，微生物对硝酸盐的还原作用就会相对增强，导致亚硝酸盐含量升高。

4. 蔬菜腌制利弊的综合考量

尽管亚硝酸盐的存在给蔬菜腌制带来了一定的致癌风险，但不能忽视蔬菜本身所具有的营养价值。蔬菜富含膳食纤维、胡萝卜素、维生素B、维生素C、维生素E、矿物质等人类食物中不可缺少的物质。这些营养成分对人体健康有着诸多益处，如食用纤维可以促进肠道蠕动，预防便秘和肠道疾病；胡萝卜素具有抗氧化作用，有助于保护眼睛健康；维生素C可以增强免疫力，促进胶原蛋白的合成等。因此，在享受蔬菜腌制食品独特风味的同时，可以通过合理的腌制方法和食用方式，如控制腌制时间、选择合适的腌制条件、适量食用等，来降低亚硝酸盐的摄入量，充分发挥蔬菜的营养价值，保障人体健康。

第三节 蔬菜腌制技术

一、泡菜、酸菜的制作

泡菜和酸菜主要是利用乳酸发酵产生乳酸，辅以低盐来保存蔬菜并增进其风味的，是我国民间大众化的蔬菜加工品。这类制品鲜美可口，且能增进食欲、助消化。现代医学证明，泡菜和酸菜中的乳酸和乳酸菌对人体的健康十分有益，如抑制肠道中腐败菌的生长和减弱腐败菌在肠道的产毒作用，并有改善便秘等作用。

（一）酸菜

1. 原料选择与处理

腌制酸菜的主要原料是叶菜类，如白菜、甘蓝、芥菜等。蔬菜收获后，除去烂叶、老叶，削去菜根，晾晒2～3天，以晾晒至原重的65%～70%为宜。

2. 腌制

腌制容器一般用大缸或木桶。用盐量按照100kg晒过的菜用盐3～5kg计算，如要保藏较长时间可适当增加。腌渍用水以硬水为宜。腌制时，一层菜一层盐并进行揉压，要缓慢而柔和，以全部菜压紧、压实至见卤水为止。一直腌渍距缸沿10cm左右，加上竹栅，压以重物。待菜下沉，菜卤上溢后，还可加腌一层，仍然压上重物，使菜卤漫过菜面7～8cm，置凉爽处任其自然发酵产生乳酸，30～40天即可腌成。如急于食用可放在适宜乳酸菌发酵的温度中，发酵后，再置于阴凉处。

3. 质量标准

因蔬菜原料不同，制成的产品色泽分别为黄绿色或乳白色，具有乳酸发酵所产生的特有香气，无不良气味，酸咸适口，质脆。

（二）泡菜

1. 原料选择

凡是组织紧密、质地脆嫩、肉质肥厚且在腌制过程中不易软化的新鲜蔬菜均可作为泡菜的原料，例如萝卜、甘蓝、嫩黄瓜等。也可以选用几种蔬菜混合泡制。

2. 原料处理

新鲜原料充分洗涤后，将不宜食用的部分剔除，根据原料的体积大小决定是否切分，块形大且质地致密的蔬菜应适当切分，特别是大块的球茎类蔬菜应适当切分。清洗、切分的原料沥干表面水分后即可入坛泡制。

3. 盐水的配制

盐水对泡菜的质量影响很大，泡菜用水要求符合饮用水标准，如井水、泉水或硬度较大的自来水均可用于配制泡菜盐水，因为硬水有利于保持泡菜成品的脆性。经处理的软水用于配制泡菜盐水时，需加入原料重0.05%的钙盐。

盐水的含盐量为6%～8%，为了增进泡菜的品质，还可在盐水中加入2%的红糖、3%的红辣椒以及其他香辛料，香辛料应用纱布包盛装后置于盐水中。将水和各种配料一起放入锅内煮沸，冷却后备用。冷盐水中也可以加2.5%的白酒与2.5%的黄酒。

4. 泡菜坛及其准备

泡菜坛用陶土烧制而成，抗酸碱、耐盐。其口小肚大，距坛口6～15cm处有一水槽，槽缘略低于坛口，坛口上放一小碟作为假盖，坛盖扣在水槽上。泡菜坛的大小规格不一，小的泡菜坛可容纳1～2kg菜，大的可容纳10～50kg菜。这种结构的泡菜容器既能有效地将容器内外隔离，又能自动排气，而且在发酵过程中可形成厌氧环境，这样不仅有利于乳酸发酵，而且可以防止外界杂菌的侵染。

泡菜坛在使用前必须清洗干净，如果泡菜坛内壁沾有油污，应用去污剂清洗干净，然后再用清水冲洗2～3次，倒置沥干坛内壁的水后备用。

5. 入坛泡制与管理

将准备就绪的蔬菜装入泡菜坛内，装至半坛时，将香辛料包放入，再装原料至坛口6cm处即可。用竹片将菜压住，以防腌渍的原料浮于盐水面上。随后注入配制好的冷盐水，要求盐水将原料淹没。首次腌制时，为了使发酵迅速，并缩短成熟时间，将新配制的冷盐水在注入泡菜坛前进行人工接入乳酸菌，或加入品质优良的陈泡菜汤。将假盖盖在坛口，坛盖扣在水槽上，并在水槽内注入清水或食盐溶液。最后将泡菜坛置于室内的阴凉处自然发酵。

根据微生物的活动和乳酸积累多少，发酵过程一般可分为三个阶段。

(1) 初期　异型乳酸发酵为主，伴有微弱的酒精发酵和醋酸发酵，产生乳酸、乙醇、醋酸及CO_2，逐渐形成厌氧状态。乳酸积累为0.3%～0.4%，pH值为4.0～4.5。该时期是泡菜的初熟阶段，时间2～5天。

(2) 中期　正型乳酸发酵，厌氧状态形成，乳杆菌活跃。乳酸积累达0.6%～0.8%，pH值为3.5～3.8，大肠埃希菌等腐败菌死亡，酵母菌、霉菌等受抑制。该时期是泡菜完熟阶段，时间5～9天。

(3) 后期　正型乳酸发酵继续进行，乳酸积累可达1.0%以上，当乳酸含量达1.2%以上时，乳酸菌本身也受到抑制，此时的产品酸味浓，也叫酸菜。

泡菜的成熟期随原料种类、气温及食盐浓度等因素而异。泡菜在发酵中期食用风味最佳，如果在发酵初期取食，成品咸而不酸，在发酵末期取食则风味过酸。

成熟的泡菜取食后，应及时添加新原料，同时也应按原料的5%～6%补充食盐，其他调味料也应适当添加。

6. 成品泡菜

成品泡菜应清洁卫生，保持蔬菜原有色泽，香气浓郁，组织细嫩，质地清脆，咸酸适度，略有甜味与鲜味，具有蔬菜原有的特殊风味。

二、咸菜的制作

咸菜类制品，必须采用各种脱水方法，使原料呈半干态（水分含量一般控制在60%～70%），并须进行盐腌、拌料、后熟（发酵），用盐量10%以上，色、香、味的来源靠蛋白质的分解转化，具有鲜、香、嫩、脆、回味返甜的特点。榨菜、冬菜、梅菜、萝卜干等都属于这类制品，又称为半干菜。

1. 原料分选

应选择组织细嫩、紧实、皮薄、粗纤维少、凹沟浅而少、菜体呈圆形或椭圆形、体积不宜太大的青菜头（茎用芥菜）加工榨菜。青菜头含水量应小于93%，可溶性固形物含量应大于5%。适宜的青菜头品种有'草腰子''三转子''鹅公苍'等。新鲜榨菜的个体形状和单个重量不同，水分高低都有较大差别，所以混合加工会给脱水和盐分渗透带来困难，因此必须分类处理。分类原则为：个体重150～350g的，可整个加工；个体重350～500g的，应对剖后加工；个体重500g以上的，应剖成3～4块加工。做到大小基本一致，老嫩兼顾，青白均匀，以防止食用时口感不一。

2. 串菜

将分类好的菜块，用篾丝穿成串，以便晾晒。每个青菜头必须先剥去基部的老皮，抽去老筋，且不伤及上部的青皮。用2m长的篾丝将切分的菜头按大小穿成串。每串两端的菜块应反向穿牢，但不能绕成大圈。每串菜块重4～5kg。过去用篾丝直接穿菜身，菜身会留下黑洞，且易夹杂污物。现在可在菜块上留约3cm的根茎，作穿篾之用，以避免损伤菜身。要求大小菜块分开穿串，并留有间隙通风，力求脱水均匀。

3. 搭架、晾菜

穿串的青菜头必须置于菜架上晾晒，脱去部分水分才能腌制，所以应先搭好菜架。搭建场地应选择风向适宜且平坦宽敞处，顺风向搭成"X"形。穿好的菜串搭在菜架上，要求菜块切面向外，菜串密度均匀，并适当留出间隙，使菜块受风均匀，加速脱水。在晾架期间，久雨不晴会导致菜块变质腐烂；长时间的时晴时雨会导致菜块抽薹与空心；长时间太阳暴晒会使菜块表面结壳，形成外干内湿，不能达到脱水目的。

4. 下架及整理

要求先晾先下，以菜头软而无硬心为标准，控制好适时下架。在2～3级风的情况下，一般须晾晒7天。控制水分下降率为：早期收获的菜42%，中期收获的菜40%，晚期收获的菜38%。除去根部，剥尽茎部老皮。

5. 腌制

脱水下架后的菜块应及时腌制，防止堆积发热。菜块的腌制是在菜池中进行的。腌菜池在地面以下，其大小规格各地不同。一般腌菜池的长、宽均为 3.3～4m，深为 2.3～3.3m，池底及四壁最好用水泥涂抹。一般每个菜池可容纳菜块 25000kg。涪陵榨菜的腌制采用三次干腌法。

（1）第一次腌制　将菜块与盐层层相间入池，每层放菜块 750～1000kg，每 100kg 菜块用盐 3kg，将盐分别均匀地撒在每层菜块上，共 40～50 层。池底 1～5 层菜块可适当少加盐，从总用盐量中预留 10%作为盖面盐。装满池后，在表层菜块上撒盖面盐，并保持菜块紧密，腌制 72h，则可起池除去苦水。起池时利用池底菜盐水淘洗菜块，要求边淘洗、边起池、边上囤。菜块上囤的过程中，同时有 2～3 人上囤按压，以便挤压出菜块附着的水分。起池完毕，将池内菜盐水转入盐水贮存池。上囤的菜块经 24h 后，即为半熟菜块。

（2）第二次腌制　方法同第一次腌制，但每层称取半熟菜块 600～800kg，用盐量为半熟菜块重的 7%，池底 1～5 层扣留 10%的盐作为盖面盐，装满压紧后，加盖面盐，早晚各按压一次。经过 7 昼夜的腌制，按上法起池上囤，上囤的菜块经 24h 后，即为毛熟菜块。

（3）第三次腌制　将毛熟菜块修剪、挑筋、整形、分级、淘洗后，拌料装坛，后熟发酵，即为第三次腌制。

6. 修剪挑筋

用剪刀剔净切分块菜的虚边，再用小刀削去老皮，抽去老筋，削净黑斑烂点，但不损伤青皮、菜心。

7. 整形分级

修剪的同时，根据菜块的大小将大块菜、小块菜以及碎菜块分别堆放。

8. 淘洗

将上述修剪的菜块分别用澄清的菜盐水淘洗，淘洗可采用人工法，也可采用机械法。淘洗的目的是除去菜块表面的泥沙与污物。经淘洗后的菜块可用上述的方法上囤，上囤的菜块经 24h 后，沥干水分，拌料装坛。

9. 拌料装坛（第三次腌制）

将前面上囤的菜块、食盐与各种不同调味料按一定比例混合均匀。每 100kg 菜块加食盐 14～16kg、辣椒粉 1.1kg、整花椒 0.03kg、粉状混合调味料 0.12kg。其中粉状混合调味料的组成为：八角 45%、白芷 3%、山柰 15%、肉桂 8%、干姜 15%、甘草 5%、砂仁 4%、白胡椒 5%。将菜块与各种调味料拌匀，立即装坛。

菜坛用陶土烧制而成，其内外两面均上釉，外形呈椭圆状，每个坛子可装 70～80kg 菜块。装坛前，应事先对菜坛进行检查和清洗。将检查无沙眼与裂痕的菜坛清洗干净，倒置，沥干水后备用。

将拌匀的菜块分 5 次装入坛内，每次装菜量基本一致，分层压紧，使坛内不留空隙，以便排出空气。装满后在坛口撒一层 0.06kg 的红盐（100kg 食盐与 2.5kg 辣椒粉的混合物），在红盐上面撒一层谷壳，最后用含纤维多的长梗菜的茎和叶填塞坛口，即封口。封口后入库贮存，待其发酵后熟。

10. 后熟

装坛后宜放在阴凉干燥处存放后熟，至少需2个月，良好的榨菜需一年多。每隔1～2月进行一次敞口清理检查，称为“清口”。清口检查就是要把封坛口的菜茎和菜叶去掉，取出发霉的菜块，再用新鲜并经修剪的菜块塞紧坛茎，最后用长梗菜的茎、叶将坛口扎紧，清口检查2～3天后，用水泥封口，并在中间留一小孔，便于后熟过程中产生的气体排出。

11. 成品运销

待水泥封口干后将菜坛套上竹箩，套装菜坛的竹箩应与菜坛十分吻合。最后在水泥层表面注明编号，即可运销。

12. 榨菜加工

以存放后熟的榨菜为原料，经切分、拌料、装袋、真空封口、杀菌、冷却等工艺过程，即为成品方便榨菜。杀菌处理可采用常压杀菌与高压杀菌两种方法。拌料时添加适量的防腐剂，则可采用常压杀菌；否则就应采用高压杀菌，反压快速冷却。方便榨菜因其体积小、分量轻，携带方便，开袋即可食用，深受消费者欢迎。

13. 质量标准

(1) 感官指标　产品要求干湿适度，淘洗干净，咸淡适口，修剪光滑，色泽鲜明，风味鲜香，质地嫩脆，块头均匀。

(2) 理化指标　要求含水量为72%～74%，含盐量为12%～14%，含酸量为0.6%～0.7%。

(3) 微生物指标　应符合商业无菌要求。

三、酱菜的制作

酱菜是将盐腌的蔬菜或已腌好的半成品，经脱盐、脱水处理，然后用发酵好的酱或酱油浸渍，使酱料中的色、香、味等物质渗透到坯料内部而形成的，具有所用酱料的色、香、味及蔬菜原有的形态和质地脆嫩特点。我国酱菜加工历史悠久，各地有不少名优产品，各具特色。我国北方酱菜多用甜酱酱渍，成品略带甜味，南方多用豆酱，咸味较重。

1. 原料选择

原料是酱制菜类加工的基础，其品质直接影响最终产品的质量。除叶片极薄的菠菜、芥菜外，肉质肥厚、质地嫩脆的各类蔬菜均可作为酱菜原料。叶菜类如白菜、甘蓝等，根菜类如萝卜、胡萝卜等，瓜菜类如黄瓜、莴笋等，以及香辛菜类如大蒜、生姜等，都是常见的酱菜原料。这些原料富含水分、维生素和矿物质，为酱制过程提供了丰富的物质基础，同时也赋予了酱菜多样的风味。

2. 原料处理

原料处理是保证酱菜质量的重要步骤。首先，要将原料彻底冲洗干净，去除表面的泥土、农药残留等杂质。接着，仔细剔去老皮、粗筋、根须、黑斑烂点等不可食用部分，以保证酱菜的口感和品质。根据原料的特性和产品的需求，可对原料进行不同形状的切分，如将原料切为两半或切为条形、片状、颗粒状等。不过，也有部分原料可不切分直接进行加工，如小黄瓜、大蒜等，这样可以保持其完整的形态和独特的风味。

3. 腌制

腌制是酱制菜类加工的关键环节，主要有干腌法和湿腌法两种。干腌法是将原料与盐在大缸或池内层层相间放置，用盐量为原料重的14%～16%。这种方法适用于含水量多的原料，盐能逐渐渗透到原料内部，抑制微生物的生长，同时使原料失去部分水分，便于后续加工。湿腌法则是将原料浸泡在25%的盐水中腌制。两种方法的腌制时间因蔬菜种类而异，一般为10～20天。在腌制过程中，要定期检查腌制情况，确保腌制效果。

4. 脱盐

腌制后的咸菜坯盐分含量较高，需要进行脱盐处理。将咸菜坯放入清水或流动的水中浸泡，夏天浸泡时间为2～4h，冬天为6～7h。脱盐的程度要适中，以口尝能感到少许咸味为宜。如果脱盐过度，酱菜会失去应有的咸味；如果脱盐不足，酱菜会过咸，影响口感。

5. 酱渍

酱渍是赋予酱菜独特风味的关键步骤。选用发酵好的酱或酱油进行浸渍，使酱料中的色、香、味等物质充分渗透到坯料内部。酱菜的质量在很大程度上取决于酱料的好坏，优良的酱料应具有浓郁的色、香、味。在酱渍过程中，要控制好时间和温度：一般酱渍时间为数天至数周不等；温度要适宜，以保证酱料与坯料充分融合。

6. 成品酱菜

经过上述工艺加工而成的成品酱菜，应具有与酱同样鲜美的风味、色泽与芳香。同时，要保持原有蔬菜的形态和质地嫩脆的特点，呈半透明状。这样的酱菜不仅口感鲜美，而且外观诱人，深受消费者喜爱。

7. 酱菜质量标准

(1) 感官标准　可以取适量试样置于白色瓷盘中，在自然光彩观察酱菜色泽和状态，闻其气味，用温开水漱口后品其滋味，确认其无异味、无异嗅，无霉变，无霉斑白膜，无正常视力可见的外来异物。

(2) 微生物指标　不得检出沙门菌、金黄色葡萄球菌等致病菌；大肠菌群≤10 CFU/g。

四、糖醋菜的制作

糖醋菜是蔬菜经预处理后，浸渍在糖醋液内而制成的。制品酸甜可口、爽脆，作餐前小菜或闲时零食，可助消化，增食欲。

1. 原料选择

适合糖醋加工的原料丰富多样，常见的有黄瓜、萝卜、姜、鲜嫩蒜等蔬菜，还有未成熟的番木瓜、杧果等水果。这些原料各具特色：黄瓜口感脆嫩，腌制后能充分吸收糖醋汁的味道；萝卜质地紧密，经糖醋处理后，既能保持一定的脆度，又能增添独特的风味；姜和鲜嫩蒜则带有辛辣的香气，与糖醋汁融合后，可形成别具一格的口感。而番木瓜和杧果等水果，为糖醋菜增添了水果的香甜，丰富了产品的种类。

2. 原料处理

原料处理是保证糖醋菜品质的重要环节。首先，要将原料彻底清洗干净，去除表面的泥土、农药残留等杂质。接着，根据不同的原料和食用习惯，进行去皮、去根或去核等操作。例如，黄瓜一般不需要去皮，但要去除两端；萝卜则需要去皮，以保证口感的细腻；水果类原料则要去除果核。然后，将处理好的原料按照食用习惯进行切分，如切成块状、片状或条状等，以便更好地吸收糖醋汁。

3. 盐腌

整理好的原料需要用8%左右的食盐进行腌制，直至原料呈半透明状。盐腌的作用主要有两方面，一是可以排出原料中的不良风味，如苦涩味等，使糖醋菜的口感更加纯正；二是能增强原料组织细胞膜的渗透性，使糖醋液更容易渗透到原料内部，让原料充分吸收糖醋的味道。如果以半成品的形式保存原料，则需要补加食盐至20%以上，以延长原料的保存时间。

4. 糖醋卤配制

糖醋卤的配制是糖醋菜加工的关键步骤之一。一般选用白砂糖，糖醋液中糖的含量控制在30%～40%，醋酸的含量约为2%。配制时，先将白砂糖加热溶解并过滤，然后煮沸。待温度降低至80℃时，加入醋酸。此外，还可以根据个人口味和产品需求，适量加入其他香辛料，如八角、桂皮、花椒等，以增添糖醋菜的香气和风味。

5. 糖醋卤浸渍

用腌好的原料制作糖醋菜时，首先要将原料在清水中脱盐至稍有咸味，然后捞起并沥去水分。接着，将原料转入已配制好的糖醋液内，糖醋液的用量一般与原料等量。在浸渍过程中，糖醋液会逐渐渗透到原料内部，使原料充分吸收糖醋的味道。经过1周左右的浸渍，糖醋菜即可成熟。

6. 杀菌包装

如果需要较长期保存糖醋菜，就需要进行罐藏。包装容器可以选择玻璃瓶、塑料瓶或复合薄膜袋。可以采用热装罐包装或抽真空包装的方式。若密封温度≥75℃，由于高温能抑制微生物的生长繁殖，不再进行杀菌也可长期保存。也可以包装后进行杀菌处理，一般是在70～80℃的热水中杀菌10min。热装罐密封后或杀菌后都要迅速冷却，否则制品容易软化，影响口感和品质。

7. 质量标准

具体来说，色泽要正常，具有本品种固有的香气，无异味，口感甜、脆；含盐量应≤4g/100g（以NaCl计）；农药残留量符合相关规定。只有符合这些质量标准的糖醋菜，才能保证消费者的食用安全和健康。

第四节　蔬菜腌制品质量控制点及预防措施

一、腌菜常见的劣变现象及其原因

（一）腌菜变黑

腌菜变黑是较为常见的劣变现象之一。原本色泽鲜亮、质地脆嫩的腌菜，在腌制一段时间后，表面或内部逐渐出现黑色斑点或整体变黑，不仅影响腌菜的外观，还会降低其市场价值和消费者的购买欲望。

蔬菜在采摘后仍然具有活性，其内部的多酚氧化酶等酶类在适宜的条件下会催化多酚类物质氧化，形成黑色或褐色的醌类化合物，从而导致腌菜变黑。在腌制过程中，如果腌制温度较高、腌制时间过长，或者蔬菜本身受到机械损伤，都可能激活这些酶类，加速酶促褐变反应的发生。

某些微生物在生长繁殖过程中会产生黑色素等代谢产物，使腌菜变黑。例如，一些霉菌和酵母菌在适宜的环境下会大量繁殖，它们分泌的酶和代谢产物会与蔬菜中的成分发生反应，导致腌菜颜色改变。此外，如果腌制器具不清洁，或者腌制前原料没有充分清洗干净，就可能带入大量的微生物，增加腌菜变黑的风险。

腌制过程中使用的盐水、器具等如果含有铁、铜等金属离子，这些金属离子可能会与蔬菜中的成分发生化学反应，生成黑色的化合物，从而导致腌菜变黑。例如，铁制器具在腌制过程中可能会释放出铁离子，与蔬菜中的有机酸等物质反应，形成黑色的铁盐。

（二）腌菜质地变软

腌菜质地变软是指原本脆嫩的腌菜在腌制后变得绵软、失去弹性，口感变差。这种现象会严重影响腌菜的食用品质，使消费者对其失去兴趣。

微生物在腌制过程中会分解蔬菜中的果胶、纤维素等成分，破坏蔬菜的组织结构，导致腌菜质地变软。例如，一些腐败细菌和霉菌会产生果胶酶、纤维素酶等酶类，这些酶类会分解蔬菜细胞壁中的果胶和纤维素，使细胞之间的连接变得松散，从而导致腌菜变软。此外，如果腌制时用盐量不当，盐浓度过低，无法有效抑制微生物的生长繁殖，就会增加微生物繁殖导致腌菜变软的风险。

腌制温度过高或腌制时间过长，都可能加速蔬菜中营养成分的分解和流失，使腌菜质地变软。在高温环境下，微生物的生长繁殖速度加快，同时蔬菜中的酶活性也会增强，导致蔬菜的组织结构更快地被破坏。而腌制时间过长，蔬菜中的水分和营养成分会不断流失，细胞也会逐渐失去活性，从而使腌菜变得绵软。

不同种类的蔬菜其质地和成分不同，在腌制过程中质地变化的程度也不同。一些质地较为脆嫩、含水量高的蔬菜，如黄瓜、生菜等，在腌制过程中更容易出现质地变软的现象。这是因为这些蔬菜的细胞壁较薄，果胶和纤维素含量相对较少，在微生物和酶的作用下更容易被分解。

（三）其他劣变现象

1. 表面呈现桃红色或深红色

当腌菜未被盐水淹没并与空气接触时，红酵母菌等微生物会在腌菜表面繁殖。红酵母菌在生长过程中会产生一些色素，使腌菜的表面呈现桃红色或深红色。这种现象不仅影响腌菜的外观，还可能意味着腌菜受到了微生物的污染，存在一定的食用安全隐患。

2. 腌菜变黏

植物乳杆菌等细菌以及某些霉菌、酵母菌等微生物在生长繁殖过程中会产生一些黏性物质，这些黏性物质会使腌菜变黏。腌菜变黏不仅会影响其口感，还可能是微生物大量繁殖的信号，表明腌菜已经发生了变质。

3. 长膜、生霉、腐烂、变味

在腌制过程中，如果出现长膜、生霉、腐烂、变味等现象，都与微生物的活动密切相关。这些败坏现象的产生与以下因素有关：腌制前原料不新鲜，本身就带有大量的微生物，在腌制过程中微生物就容易迅速繁殖，导致腌菜变质；腌制器具不清洁，会为微生物提供生长繁殖的场所，增加腌菜被污染的风险；腌制时用盐量不当，盐浓度过高或过低，均会影响微生物的生长和酶的活性，从而影响腌菜的质量；腌制期间管理不当，如没有及时密封腌制容器、没有控制好腌制温度等，会为微生物的生长创造有利条件，导致腌菜出现各种劣变现象。

二、控制腌菜劣变的措施

（一）控制腌制前原辅料的微生物污染

1. 原料选择

原料的新鲜度、成熟度、完整性和健康状况直接影响腌制过程中微生物的污染程度。应选择新鲜脆嫩、成熟度适宜的原料，这样的原料自身含有的微生物数量相对较少，且营养成分丰富，有利于腌制过程中形成良好的风味和质地。同时，原料应无损伤且无病害虫，因为损伤部位容易成为微生物入侵的通道，增加原料被污染的风险，而带有病害虫的原料可能携带病原微生物，不仅会影响腌制品的质量，还可能对人体健康造成威胁。

2. 原料清洗

腌制前对原料认真清洗是减少原料带菌量的关键步骤。清洗可以去除原料表面的泥土、灰尘、农药残留以及大部分微生物。在清洗过程中，应根据原料的特点选择合适的清洗方法：对于叶菜类原料，可以采用流动水冲洗的方式，同时轻轻揉搓叶片，以去除叶片缝隙中的杂质和微生物；对于根茎类原料，如萝卜、胡萝卜等，可以先用刷子刷洗表面，再用清水冲洗干净；对于一些表面凹凸不平或有褶皱的原料，如花椰菜、西蓝花等，需要更加仔细地清洗，必要时可以将其拆分成小朵进行清洗，确保每个部位都能得到充分清洁。

3. 容器和器具清洁

使用的容器、器具必须清洁卫生，这是防止腌制前被微生物污染的重要环节。在腌制前，应对容器和器具进行彻底清洗和消毒。清洗时，可以使用洗洁精等清洁剂去除表面的污垢和油脂，然后用清水冲洗干净。消毒方法有多种，如高温蒸煮消毒，即将容器和器具放入沸水中煮沸15～30min，可以有效杀灭大部分微生物；也可以使用消毒剂进行消毒，但要注意消毒剂的浓度和使用方法，确保消毒后容器和器具无消毒剂残留。此外，还要搞好环境卫生，保持腌制场所清洁、干燥、通风良好，减少空气中微生物含量，避免在腌制过程中微生物再次污染原料。

4. 腌制用水质量

腌制用水必须符合国家生活饮用水的卫生标准。使用不洁之水，会使腌制环境中的微生物数量大大增加，使得腌制品极易劣变。例如，受到粪便、污水等污染的水源中含有大量的细菌、病毒等微生物，这些微生物会在腌制过程中迅速繁殖，导致腌制品变质。同时，使用含硝酸盐较多的水，会使腌制品的硝酸盐、亚硝酸盐含量过高。硝酸盐和亚硝酸盐在一定条件下可以转化为亚硝胺，亚硝胺是一种强致癌物质，会严重影响产品的卫生质量和人体健康。因此，在选择腌制用水时，应优先选择符合卫生标准的自来水或经过净化处理的井水、泉水等。

（二）注意腌制用盐的质量

盐在腌制过程中起着重要的作用，它不仅可以调节腌制品的风味，还能抑制微生物的生长繁殖。因此，腌制用盐的质量直接影响腌制品的质量和安全性。应选择质量良好、纯度高的食用盐，避免使用含有杂质、重金属或其他有害物质的工业盐或劣质盐。优质的食用盐成分稳定，能够更好地发挥其腌制作用。同时，要注意盐的保存，防止盐受潮结块或受到污染。盐受潮后容易滋生微生物，降低其抑菌效果，还可能影响腌制品的口感和品质。

（三）腌制用容器的要求

1. 材质选择

腌制用容器的材质应具有良好的密封性、耐腐蚀性和稳定性。常见的腌制容器材质有陶瓷、玻璃、塑料和木质等。陶瓷容器具有较好的密封性和透气性，能够保持腌制环境的相对稳定，有利于腌制品的发酵和风味形成，但陶瓷容器较重，容易破碎。玻璃容器透明，便于观察腌制过程中腌制品的变化情况，且化学性质稳定，不会与腌制液发生反应，但玻璃容器也易碎。塑料容器轻便、耐用，价格相对较低，但要注意应选择食品级塑料容器，避免使用劣质塑料容器，因为劣质塑料容器可能会释放有害物质，污染腌制品。木质容器具有一定的透气性，能使腌制品保持一定的呼吸作用，但木质容器容易吸水、变形，且不易清洗和消毒，还可能滋生霉菌。

2. 容器大小

容器的大小应根据腌制原料的数量和体积进行合理选择。容器过大，腌制液相对较少，原料不能充分浸泡在腌制液中，容易导致腌制不均匀，部分原料可能因接触空气而变质。容器过小，原料堆积过紧，会影响腌制液的渗透和循环，不利于微生物的生长和发酵，也可能导致腌制品局部变质。因此，要选择大小合适的容器，使原料能够充分浸泡在腌制液中，且有一定的空间供腌制液流动。

3. 密封性能

良好的密封性能是保证腌制环境稳定、防止微生物入侵的关键。在腌制过程中，应确保容器密封良好，避免空气和外来微生物进入。可以使用盖子、密封胶圈等对容器进行密封，对于一些大型容器，还可以采用水封等方式进行密封。密封良好的容器能够减少腌制过程中营养成分的流失，保持腌制品的风味和品质。

（四）加强工艺管理，严格控制腌制的小环境

1. 腌制温度

腌制温度对微生物的生长繁殖和酶的活性有重要影响。不同的微生物对温度有不同的适应范围，一般来说，低温可以抑制微生物的生长繁殖，延缓腌制品的劣变过程；而高温则会加速微生物的生长和酶的活性，导致腌制品变质。在腌制过程中，应根据腌制品的种类和工艺要求，控制好腌制温度。例如，对于一些需要发酵的腌制品，如泡菜、酸菜等，适宜的发酵温度可以促进有益微生物的生长和发酵，形成良好的风味和质地；但对于一些不需要发酵或发酵程度较低的腌制品，应尽量降低腌制温度，以减少有害微生物的活动。可以通过将腌制容器放置在阴凉通风处、冷藏室等方式来控制腌制温度。

2. 腌制时间

腌制时间的长短直接影响腌制品的风味、质地和安全性。腌制时间过短，腌制品可能没有充分吸收腌制液的味道，导致风味不足，同时，微生物可能没有得到有效抑制，容易导致腌制品变质。腌制时间过长，腌制品可能会变得过咸、过软，营养成分流失过多，还可能产生一些有害物质。因此，要根据腌制品的种类、原料的特性、腌制液的浓度等因素，合理控制腌制时间。在腌制过程中，可以定期观察腌制品的变化情况，如颜色、气味、质地等，根据实际情况适时调整腌制时间。

3. 腌制液浓度

腌制液的浓度是影响腌制品质量的重要因素之一。腌制液浓度过高，会使原料中的水分迅速渗出，导致腌制品口感过硬、过咸，还可能抑制有益微生物的生长和发酵；腌制液浓度过低，则无法有效抑制微生物的生长繁殖，容易导致腌制品变质。一般来说，腌制液的浓度应根据原料的含水量、腌制时间和环境温度等因素进行调整。在腌制初期，可以适当提高腌制液的浓度，以快速抑制微生物的生长，随着腌制的进行，可以逐渐降低腌制液的浓度，使腌制品的风味更加柔和。

（五）正确使用防腐剂

1. 防腐剂种类选择

在腌制过程中，如果需要使用防腐剂来延长腌制品的保质期，应选择合法、安全、有效的防腐剂。常见的用于腌制品的防腐剂有苯甲酸及其钠盐、山梨酸及其钾盐、脱氢乙酸及其钠盐等。这些防腐剂都经过了严格的安全性评估，在规定的使用范围内对人体健康无害。在选择防腐剂时，要根据腌制品的种类、pH 值、保存条件等因素进行综合考虑，选择最适合的防腐剂。

2. 使用剂量控制

严格按照国家相关标准和规定控制防腐剂的使用剂量。防腐剂的使用剂量过高，可能会对人体健康造成潜在危害；使用剂量过低，则无法达到有效的防腐效果。在使用防腐剂时，要准确称量，确保使用剂量符合要求。同时，要注意防腐剂的均匀添加，使其能够充分发挥防腐作用。

3. 使用方法规范

应遵循正确的使用方法添加防腐剂。一般来说，防腐剂应在腌制液配制过程中加入，并充分搅拌均匀，使防腐剂能够均匀分布在腌制液中。在添加防腐剂后，要对腌制液进行适当的处理，如加热、过滤等，以提高防腐剂的效果。此外，要注意防腐剂与其他添加剂的配伍性，避免因配伍不当而影响腌制品的质量和安全性。

第七章 果蔬速冻制品加工

第一节 果蔬速冻制品的加工原理

一、果蔬冻结

（一）果蔬的冰点

果蔬的冰点是指其开始结冰的温度，不同种类的果蔬由于含水量、可溶性固形物含量等因素的差异，冰点也有所不同。一般来说，果蔬中可溶性固形物含量越高，其冰点越低。

可溶性固形物主要包括糖类、有机酸、矿物质等，这些物质会降低水的冰点。例如，含糖量高的水果如葡萄、荔枝等，其冰点通常低于－2℃；而一些含水量高、可溶性固形物含量相对较低的蔬菜，如黄瓜、生菜等，冰点可能在－1.5～－0.5℃之间。了解果蔬的冰点对于确定冻结温度和冻结工艺具有重要意义，只有将果蔬冻结到其冰点以下一定温度，才能保证其内部的水分充分结晶，从而达到良好的速冻效果。

（二）冻结过程

果蔬的冻结过程是一个复杂的物理变化过程，主要包括冷却阶段、冰晶形成阶段和冻结完成阶段。

1. 冷却阶段

当果蔬被放入低温环境中时，其温度开始逐渐下降，热量从果蔬内部向外部传递。在这个阶段，果蔬中的水分并没有结冰，只是温度不断降低，直至达到冰点。

2. 冰晶形成阶段

当果蔬温度降至冰点以下时，水分开始结冰。最初形成的冰晶较小且数量较少，随着温度进一步降低，水分不断向冰晶表面聚集，冰晶逐渐长大。冰晶形成的位置和大小与果蔬的组织结构、水分分布以及冻结速度等因素有关。

3. **冻结完成阶段**

当果蔬中大部分水分都已结冰时，冻结过程基本完成。此时，果蔬的温度继续降低，直至达到设定的储存温度。

（三）冻结速度对产品质量的影响

1. **冻结速度**

冻结速度是指果蔬在冻结过程中，单位时间内温度下降的幅度，通常用从初始温度降至冻结点以下某一特定温度所需的时间来表示。冻结速度可分为快速冻结和慢速冻结：快速冻结一般是指冻结时间在 30min 以内，使果蔬中心温度迅速降至−18℃以下；慢速冻结则是指冻结时间较长，果蔬中心温度下降较慢。

2. **冻结速度对果蔬品质的影响**

对组织结构的影响：快速冻结时，果蔬细胞内的水分迅速形成大量细小、均匀的冰晶，这些冰晶对细胞组织的破坏较小，能够较好地保持果蔬原有的组织结构和形态。而慢速冻结时，冰晶形成缓慢且数量较少，但冰晶体积较大，会对细胞组织造成机械损伤，导致细胞破裂，解冻后汁液流失严重，果蔬的质地变得软烂。例如，草莓在快速冻结后，解冻后仍能保持较好的形状和口感；而慢速冻结的草莓，解冻后会变得软塌，汁液大量流出。

（1）对色泽的影响　快速冻结有助于保持果蔬的色泽。因为快速冻结减少了果蔬与氧气的接触时间，降低了酶促褐变和非酶促褐变的发生概率。同时，快速冻结形成的细小冰晶对细胞组织的破坏小，能够减少色素的分解和流失。慢速冻结则会使果蔬在冻结过程中与氧气接触时间较长，容易发生褐变反应，导致色泽变暗。如青椒在慢速冻结后，颜色会变得发黄，而快速冻结的青椒颜色能保持相对鲜艳。

（2）对风味和营养成分的影响　快速冻结能够较好地保留果蔬的风味和营养成分。由于冻结时间短，减少了风味物质的挥发和营养成分的损失。慢速冻结过程中，果蔬中的风味物质和营养成分会随着水分的冻结和迁移而发生一定的变化和损失。例如，维生素 C 等营养成分在慢速冻结过程中容易被氧化分解，导致其含量降低。快速冻结的果蔬在解冻后，风味和营养成分与新鲜果蔬更为接近。

二、冻结对微生物的影响

微生物的生长、繁殖都有其适宜的温度范围，它们生长繁殖最适宜的温度称为最适温度，超过或低于最适温度，微生物的生命活动就逐渐减弱甚至停止。许多微生物在低于 0℃的温度下生长活动可能会被抑制。用低温保藏，使果蔬内部水分结成冰晶，使微生物繁殖、活动所必需的水分活度大大降低（许多细菌存活的最低水分活度都在 0.86 以上）。因此降低了微生物生命活动和进行各种生化反应所必需的液态水的含量，使其失去了生长的第一个基本条件。因此，冷冻保藏是延长果蔬保质期的有效方法之一。例如，普通冷藏菜豆采用不发生冷害的 10℃低温，仅可保鲜 20～30 天，而采用−30℃以下低温速冻后，在−18℃低温下冷藏，可保藏 1 年以上。

冷冻保藏果蔬除可抑制微生物的生长活动外，还会促使微生物死亡。果蔬冻结后，仅使大部分对低温忍耐力较差的微生物生长被抑制，而一些会引起食物中毒的微生物，如肉毒杆菌和葡萄球菌等能产生毒素的微生物仍能生存。据报道，在－16℃条件下肉毒杆菌能存活 12 个月之久，其毒素可保持 14 个月，在－79℃条件下其毒素仍可保持 2 个月。在速冻蔬菜中可能检出产生肠毒素的葡萄球菌，肠毒素对速冻低温的抵抗力比一般细菌要强。因而，低温冻藏只是抑制腐败微生物的生长繁殖，阻碍或延缓果蔬腐败变质，其主要作用并不是杀死腐败微生物。一旦解冻，温度升高，条件适宜，微生物的生长繁殖又会逐渐恢复，仍然会使果蔬产品腐败。故解冻之后的果蔬应尽快食用。

低温和冻结的速度对微生物都有影响。在果蔬冻结前的降温阶段，降温速度越快，微生物的死亡率越高。迅速降温时，微生物细胞对这种不良环境条件来不及适应而死亡。在冻结过程中情况就有所不同，若是缓慢冻结将导致微生物大量死亡。因为缓冻会形成大颗粒的冰晶体，对微生物细胞产生的机械性损伤和蛋白质变性作用大，导致微生物死亡率增加。而速冻时形成的冰晶体颗粒小，对细胞的机械性破坏作用也小，所以微生物死亡率相对较低。

第二节　果蔬速冻制品加工技术

一、速冻设备

（一）冻结室

食品冷冻保藏发展的初期是一种缓慢冷冻，即将产品静置在一个隔热的由制冷系统控制的低温室中，在冷空气的自然流动下进行冷冻，往往需 12～72h 才能使产品冻结。这种在冷库中的静止冻结往往因冻结速度缓慢而使速冻果品品质下降。现在采用的快速冻结室，提高了冻结速度。主要措施是在冻结室内设计一定的冷风气流，以强化冻结时的对流传热作用，冻品则可在冻结小车上分层摆放或在传送链上悬吊，以增加传热面积，冻品可以连续或半连续操作。通常使用的速冻操作温度条件为－45～－28℃，冷风流速为 10～15m/s。

（二）隧道式鼓风冻结

鼓风冻结属于一种空气冻结，它主要是利用低温和空气的高速流动，促使物料快速散热，以达到速冻的目的。生产上多采用隧道式鼓风冷冻机，即在一个长形的、墙壁有隔热装置的隧道中进行冷冻，适宜冻结体积较大的果蔬产品，如整茄子、青玉米、甜玉米、整番茄、桃瓣。在隧道里有承架，将处理过的物料铺放在浅盘中，放在架子上以一定的速度从隧道一端陆续送入，经过一定时间冻结后，从另一端推出。蒸发器和冷风机装在隧道的一侧，风机使冷风从侧面通过蒸发器吹到果蔬物料，冷风吸收热量的同时将其冻结。吸热后的冷风再由风机吸入蒸发器被冷却，如此不断反复循环。有的在隧道中设置几层连续运行的传送带，物料在进口先后落在最上层的网状带上，向前运行到末端，产品卸落在第二层网带上，上下两层的网带运行方向相反，产品直到最下层末端卸出。一般采用的吹风温度在－34～－18℃范围，风速为0.5～16.67m/s。

二、冻结方式

（一）流化冻结

1. 原理

流化冻结又称单体快速冻结（IQF），其原理是利用强制流动的冷空气使果蔬颗粒在冻结过程中处于悬浮状态，实现单个果蔬颗粒的快速冻结。果蔬被放置在带有孔眼的传送带上，低温冷空气（一般为－40～－35℃）以较高的速度（通常为4～6m/s）从传送带下方垂直或倾斜吹向果蔬，果蔬在气流作用下不断翻滚、跳动，形成类似沸腾流体的状态，同时与冷空气充分进行热交换，从而在短时间内完成冻结。

2. 优点

（1）冻结速度快　果蔬颗粒在流化状态下与冷空气接触面积大，热交换效率极高，能够在较短时间内（如草莓冻结时间为8～12min，青豆5～8min）将果蔬中心温度降至－18℃以下，有效减少冰晶对细胞组织的破坏，较好地保持果蔬的色泽、风味和营养成分。

（2）产品品质好　流化冻结能使果蔬颗粒分散，避免相互粘连，解冻后能保持较好的形状和质地，汁液流失少。例如，速冻玉米粒解冻后依然颗粒饱满、口感鲜嫩，草莓解冻后形状和口感与新鲜草莓较为接近。

（3）生产效率高　可实现连续化生产，自动化程度高，适用于大规模生产。例如一些现代化的流化冻结生产线每小时可处理数吨果蔬，能满足市场对速冻果蔬的大量需求。

3. 缺点

（1）能耗较高　为使果蔬达到流化状态，需要较大的风量和较高的风速，这导致风机能耗较大，增加了生产成本。

（2）对果蔬要求严格　果蔬颗粒不宜过大或过小，过大则难以实现良好的流化效果，过小则容易被气流吹走。一般适用于颗粒状、片状或小块的果蔬，如豌豆、草莓等，对于形状不规则或易碎的果蔬处理难度较大。

（二）间接接触冷冻

1. 原理

间接接触冷冻是将食品置于经制冷剂或载冷剂冷却的板、盘、带或其他冷壁上进行冻结，食品与冷壁直接接触，但与制冷剂或载冷剂不直接接触。制冷剂在蒸发器中蒸发吸热，使载冷剂温度降低，低温的载冷剂在板式换热器、螺旋式换热器等设备中与金属冷壁进行热交换，降低冷壁温度，果蔬放置在冷壁上从而实现热量的传递和冻结。

2. 优点

(1) 温度控制精确　可通过调节制冷剂的流量和温度，精确控制载冷剂和冷壁的温度，进而实现对果蔬冻结温度的精确控制，有利于保证果蔬的品质。例如在冻结一些对温度敏感的果蔬时，可将冻结温度精确控制在−30～−25℃之间。

(2) 适用范围广　不受果蔬形状和大小的严格限制，可用于各种形态的果蔬冻结，包括整果、切片、切块等。像苹果、梨等整果，以及胡萝卜、土豆等切片都可以采用间接接触冷冻方式。

(3) 系统稳定性好　制冷系统和载冷剂系统相对独立，运行稳定，故障率较低，维护相对方便。

3. 缺点

(1) 冻结速度相对较慢　由于是间接热交换，热传递效率相对较低，果蔬的冻结时间较长，可能使冰晶生长较大，会对细胞组织造成一定程度的破坏。

(2) 设备投资较大　需要建设制冷系统、载冷剂循环系统以及换热设备等，设备投资成本较高，对于一些小型企业可能存在一定的经济压力。

（三）浸渍冻结

1. 原理

浸渍冻结是将果蔬直接浸入低温的冷冻介质中进行冻结。常用的冷冻介质有液氮、液态二氧化碳（或其升华产生的干冰）等，这些冷冻介质具有极低的温度（液氮温度为−196℃，液态二氧化碳及干冰温度为−78.5℃），果蔬浸入后能够迅速吸收热量，实现超快速冻结。

2. 优点

(1) 冻结速度极快　能够在极短的时间内（几秒到几十秒）将果蔬中心温度降至−18℃以下，形成的冰晶非常细小且均匀，对细胞组织的破坏极小，能最大程度地保持果蔬的原有品质。例如，用液氮浸渍冻结草莓，从浸入到草莓中心温度达到−18℃仅需 10s 左右，解冻后草莓的色泽、口感和营养成分与新鲜草莓几乎无异。

(2) 产品品质最优　由于冻结速度快，果蔬的色泽鲜艳、风味浓郁、营养成分损失少，解冻后能恢复到接近新鲜果蔬的状态，能满足高端市场对高品质速冻果蔬的需求。

(3) 操作相对简单　设备结构相对简单，操作方便，易于实现自动化生产。例如一些小型的浸渍冻结设备，只需将果蔬放入冷冻介质中，设定好冻结时间即可完成冻结过程。

3. 缺点

(1) 成本高昂　液氮、液态二氧化碳等冷冻介质价格较高，且消耗量大，导致生产成本大幅增加。例如，液氮浸渍冻结的生产成本可能是传统空气冻结方式的数倍甚至数十倍，这限制了其在一些对成本较为敏感的领域的大规模应用。

(2) 安全问题　液氮和液态二氧化碳在蒸发过程中会吸收大量的热量，同时会产生大量的气体，如果操作不当，可能会导致操作人员冻伤、窒息等安全事故，需要严格的安全防护措施，如操作人员需配备专业的防护装备，冻结场所需具备良好的通风条件等。

(四) 深低温冻结

1. 原理

深低温冻结指的是原形或薄膜包装的果蔬产品，在沸点很低的制冷剂作用下(液态变气态)，获得迅速冷冻的方法。这是通过制冷剂在沸腾相变过程中吸收产品中大量的热而使其降温冻结。用于这种制冷方法的制冷剂需要很低的沸点，通常采用液氮、液态二氧化碳等。以液氮为例，在大气压力下，液氮在-196℃下沸腾并吸收热量，从而产生制冷效应，使果蔬迅速降温冻结。

2. 优点

(1) 冻结速度超快　比浸渍冻结速度更快，能在更短时间内完成冻结过程，进一步减少冰晶对果蔬细胞组织的破坏，更好地保持果蔬的品质和营养成分。例如对于一些肉质肥厚、细胞结构较为特殊的果蔬，如意大利种番茄，使用深低温冻结(如液氮冻结) 能制成品质优良的速冻制品。

(2) 品质保持极佳　能最大程度地保留果蔬的色泽、风味、质地和营养成分，解冻后果蔬的品质接近新鲜状态，可满足高端食品加工、特殊膳食需求等领域对果蔬品质的严格要求。

(3) 适用范围广　可用于各种形状、大小和种类的果蔬冻结，尤其适用于一些传统冻结方式难以处理的高附加值果蔬产品。

3. 缺点

(1) 成本极高　所使用的制冷剂成本高昂，且消耗量大，同时深低温冻结设备的制造和维护成本也较高，导致整体生产成本大幅增加，限制了其在大规模工业生产中的广泛应用。

(2) 技术要求高　深低温冻结过程需要精确控制制冷剂的流量、温度和冻结时间等参数，对操作人员的技术水平和设备的自动化控制程度要求较高，否则可能影响冻结效果和产品质量。

(3) 安全问题突出　使用的制冷剂如液氮等具有极低的温度，在操作过程中如果防护不当，容易造成操作人员冻伤等安全事故，同时制冷剂的储存和运输也需要特殊的设备和条件，存在一定的安全风险。

三、工艺要点

果蔬种类不同，速冻前处理方法也不同。有的需要烫漂，有的需要用添加剂(硬化剂、糖液、盐水) 浸泡，所以果蔬速冻加工工艺可分为烫漂速冻工艺和浸泡速冻工艺两种。

（一）果蔬烫漂速冻

1. 原料验收

① 所选用原料应符合工艺要求，包括优良品种、适宜的成熟度和新鲜度，且色泽、形状良好，大小均匀。

② 原料要求无污染，所含农药残留、微生物等指标符合危害分析和关键控制点（HACCP）要求。

③ 原料在包装、运输、贮存过程中要求无污染、无损坏、无腐烂变质。

④ 原料采后最好能做到当日采收，及时加工，以确保产品质量。

2. 预处理

进厂后的原料，应及时进行处理，处理室温度以控制在15℃以下为宜。处理的措施有挑选、分级、去除不可食部分、清洗等，部分需要去皮、切分、去核整理等。

（1）挑选、分级　对原料逐个挑选，除去带伤、有病虫害、畸形及不熟或过熟的原料，并按大小、长短分级。除去皮、核、心、蒂、筋、老黄叶等不可食部分。

（2）清洗　将上道工序的合格原料置于容器中用流水冲洗，洗净尘土，除去杂质，每次清洗的数量不宜过多，以彻底洗净泥沙。对一些易遭虫害的蔬菜，如花椰菜、菜豆等应用2%～3%的盐水浸泡20～30min，进行驱虫处理。对一些速冻后脆性明显减弱的果蔬，可以将原料置于0.5%～1%的碳酸钙或氯化钙溶液中浸泡10～20min，以增加其硬度和脆度。

（3）整理　严格按照不同品种的工艺要求切分、整修、挑选、分级，使块形、长度、粗细等形态要求符合标准，同时注意剔除不合格品。加工人员需苦练刀工，做到熟能生巧，并加强检验环节。此外，工器具需在班前、班后清洗消毒，保持清洁；使用机械前，应做好班前检查、调试工作，以保证产品质量。

3. 烫漂

烫漂的目的是抑制酶的活性，软化组织，去除辛辣、涩味等异味，便于烹调加工。烫漂有热水烫漂和蒸汽烫漂。烫漂工艺要根据不同品种、不同客户要求，调节烫漂水温和烫漂时间，以保持产品原有色泽，不破坏营养成分，达到破坏引起产品褐变的氧化酶和杀灭致病菌及降低细菌总数的目的。烫漂温度一般为90～100℃，品温要达到70℃以上，烫漂时间一般为1～5min。

4. 冷却、沥干

（1）冷却　经烫漂后的原料，其中心温度在70℃以上，应立即放在自来水中降温，然后放在冰水中快速冷却，使产品温度迅速降至0℃以下，或用冰水喷淋，风冷降温，以减少营养成分损失，防止变色。冷却的同时进行进一步清洗，去除杂质。冷却应迅速。

（2）沥干　除去菜体表面附着的大量水分，避免冻结时结成坨块，既便于快速冻结，又便于冻结后包装。沥干的方法很多，如用自动振动筛沥干、自然控干。室温要低，采用吹风法预冷，就可以与沥干同时进行。

5. **摆盘**

沥干后的原料要进行装盘以便做好冻结准备。可用布料机对原料均匀布料，以实现均匀冻结，提高产品质量。

6. **速冻**

果蔬速冻的方法很多，按其所用的制冷剂或载冷剂与物料接触的状态，可分为间接冻结和直接冻结两种。间接冻结方法包括接触式冻结和鼓风式冻结：接触式冻结如平板接触冻结；鼓风式冻结如带式连续冻结和流化床式速冻。直接冻结如浸渍冻结、喷淋式冻结等。

7. **加冰衣**

① 将块茎、豆类等浸入0℃的冰水混合物中2～3s，迅速取出，震荡除去多余的水分，使产品表面光亮、色泽均匀、形态圆滑。

② 成品包装前，质检部门应对产品质量进行感官指标和微生物检验，如不符合规定要求，一概不得进入包装工序。

8. **包装**

封口前应严格称重，标准质量误差为±0.01kg，质量不合格均按不合格产品处理。速冻果蔬制品包装要求具有防湿、防气、防脱水、耐低温和高温、耐酸碱、气密性好等性能。常用的内包装容器为聚乙烯（PE）袋、聚丙烯（PP）袋、聚对苯二甲酸乙二醇酯（PET）袋和复合袋，每袋规格有0.25kg、0.5kg和1kg，可采用普通包装、充氮包装和抽空包装等。外包装容器常为纸箱，规格为10～20kg/箱。包装速冻果蔬制品应在清洁卫生、温度可控的环境中进行，包装用品使用前均需严格检查，凡有水湿、霉变、虫蛀、破碎或污染等现象不得使用，箱外要印刷上产品名称、规格、批次、代码、级别标准，标记要求清楚、正确。速冻食品的标签应符合《食品安全国家标准 预包装食品标签通则》（GB 7718—2011）的要求。

（二）果蔬浸泡速冻

果蔬浸泡速冻工艺与烫漂速冻工艺区别在于代替烫漂工序的是浸泡工序，其他工序完全相同。因此，这里只介绍浸泡工序。

1. **浸泡目的**

将蔬菜浸于保脆剂（多用氯化钙）溶液中，可保持菜体的良好脆性。水果需要保持鲜食品质，通常不进行烫漂处理，为了破坏水果的酶活性，防止氧化变质，水果在整理切分后需要保持在糖液或维生素C溶液中。浸糖处理还可以减轻结晶对水果内部组织的破坏作用，防止芳香成分挥发，从而保持其原有品质及风味。具体操作中，糖的浓度一般控制在30%～50%（因水果种类而异），用量配比通常为2份水果加1份糖液，若加入超量糖会造成果肉收缩。某些蔬菜品种，可加入2%食盐水后包装速冻，以钝化氧化酶活性，使蔬菜外观色泽美观。为了增强护色效果，常在糖液中加入0.1%～0.5%维生素C或0.1%～0.5%柠檬酸，维生素C和柠檬酸混合使用效果更好（如0.5%左右的柠檬酸和0.2%～0.5%维生素C合用）。此外，果蔬去皮后投入50mg/kg的SO_2溶液或2%～3%亚硫酸氢钠溶液中浸泡2～5min

也可有效抑制褐变。

2. 浸泡方法

浸泡可在清洗后进行，也可在切分后进行。整体浸泡时间较长，浸泡时间因果蔬大小和成熟度而异，一般需15～20min。切分后浸泡会导致汁液流失较多，不利于保持果蔬营养成分，但可缩短浸泡时间。不过，无论是整体浸泡还是切分后浸泡，结束后都需用水冲洗一次，以去除附着在果蔬表面的氯化钙。此外，水果添加糖液（可在糖液中加入维生素C、柠檬酸），蔬菜添加食盐水，应添加适量后进行包装速冻。

四、速冻果蔬的贮运

（一）速冻果蔬的冻藏

1. 冻藏温度的选择

速冻果蔬的冻藏温度是影响其品质和保质期的关键因素。一般来说，适宜的冻藏温度为－18℃以下。在这个温度下，果蔬中的微生物生长和酶活性基本被抑制，化学反应速率也大大降低，能够有效延长果蔬的保质期。

不同种类的速冻果蔬对冻藏温度的要求可能略有差异。例如，一些对温度较为敏感的果蔬，如草莓、蓝莓等浆果类，在－18℃甚至更低的温度下贮藏，能更好地保持其色泽、风味和营养成分。而对于一些质地较为坚硬的果蔬，如胡萝卜、土豆等，在－18℃左右也能取得较好的贮藏效果。但总体而言，将冻藏温度控制在－18℃以下是一个较为通用且有效的标准。

2. 速冻果蔬的冻藏管理

（1）库房及用具消毒　在速冻果蔬入库前，必须对冻藏库房及用具进行彻底消毒。这是因为库房和用具可能残留微生物、灰尘等污染物，如果不进行消毒处理，这些污染物可能会污染速冻果蔬，影响其品质和安全。

常用的消毒方法有化学消毒和物理消毒。化学消毒可使用过氧乙酸、含氯消毒剂等，按照一定比例配制成消毒液，对库房地面、墙壁、天花板以及货架、托盘等用具进行喷洒或擦拭消毒。物理消毒可采用紫外线照射、臭氧消毒等方式，对库房空气和用具表面进行杀菌处理。消毒后要进行通风换气，确保库房内无消毒剂残留。

（2）入库食品的要求　入库的速冻果蔬必须符合一定的质量标准。首先，果蔬应经过严格的挑选和处理，去除病虫害果、腐烂果以及杂质等。其次，速冻过程应符合相关工艺要求，确保果蔬中心温度迅速降至－18℃以下，且冻结均匀。此外，包装应完好无损，能够防止果蔬在贮藏过程中受到外界污染和水分散失。

（3）入库堆码要求　速冻果蔬在入库堆码时，要注意合理布局，留出适当的通风道，以保证库内空气流通，使温度均匀分布。堆码高度不宜过高，以免压坏下层包装，同时也要考虑库房的承重能力。不同类型的速冻果蔬应分开堆码，避免相互串味。

(4) 消除库房异味　在冻藏过程中，如果库房内存在异味，可能会被速冻果蔬吸附，影响其风味。因此，要定期对库房进行通风换气，保持库内空气清新。还可以使用活性炭等吸附剂来吸附异味，但要注意定期更换活性炭，以保证其吸附效果。

(二) 速冻果蔬的流通

速冻果蔬在流通环节必须应用能制冷及保温的运输设施，以维持其在冻藏温度下的品质。运输温度一般应控制在－18～－15℃之间。对于运输时间较长的情况，必须确保温度稳定在－18℃以下；而对于运输时间相对较短的情况，温度可控制在－15℃左右。

在运输工具的选择上，可使用有制冷及保温装置的汽车、火车、船舶等。在运输过程中，要实时监测温度，确保温度符合要求。同时，由冷冻厂或配送中心运来的冷冻产品在卸货时，应立即直接转移到冷藏库中，避免在室内或室外的自然条件下停留，以免温度波动影响产品品质。零售市场的货柜也应保持低温，一般要求在－18～－15℃，以保证速冻果蔬在整个商品供应程序中都能维持在冻藏温度下贮藏。

五、速冻果蔬的解冻

速冻果蔬在食用前或进一步加工前需经解冻，使冰晶融化，使果蔬恢复到冻结前的新鲜状态。解冻是冻结果蔬中的冰晶还原融化成水的过程，可视为冻结的逆过程，其进行的好坏对冻结果蔬的品质影响很大。

(一) 速冻食品解冻的要求

冷冻食品在解冻与速冻的进行过程中是两个相反的传热方向，而且解冻比速冻速度要缓慢。如前所述，果蔬的速冻并不能作为杀死微生物的措施，只是起抑制微生物的作用。食品解冻之后，组织结构的破坏，内容物的升高，都有利于微生物的活动和理化性质的变化。因此冷冻食品应在食用之前解冻，而不宜过早解冻。解冻之后应立即食用，不宜在室温下长时间搁置待用。解冻的食品败坏得更快，因此解冻过程愈短愈好。

(二) 速冻食品的解冻方法

1. 外部解冻法

(1) 空气解冻　以空气为传热介质进行解冻，通过改变空气的温度、相对湿度、风速、风向等条件，满足不同解冻工艺需求。一般空气温度为14～15℃，相对湿度为85%～95%，风速2m/s以下，风向可以是水平、垂直或可换向送风。采用高湿空气解冻时，空气湿度一般不低于98%，温度可在－3～20℃的范围，空气流速一般为3m/s。空气解冻操作相对简单，成本较低，但解冻速度相对较慢，且在解冻过程中，食品表面容易因水分蒸发而出现干耗现象，影响食品品质。

(2) 水解冻　由于水的传热性能比空气好，所以水解冻对冻结食品的解冻速度较快。常用的水解冻方法有静水解冻、流水浸渍解冻和喷淋解冻。水或盐水可以直接和食品物料接触，但应不影响食品物料的品质，否则食品物料应有包装等形式的保护。水或盐水的温度一般在4～20℃，食盐的浓度一般为4%～5%。水解冻速度快，但食品的某些可溶性物质在解冻过程中会部分失去，且易受微生物污染。如果食品直接与水接触，会导致食品营养流失，还可能影响食品的口感和安全性。

(3) 真空解冻　在23kPa时，水在20℃即沸腾，此时产生的水蒸气在冻品表面凝结，放出2450kJ/kg热量，使食品解冻。真空降低了水蒸气的温度，可以避免食品表面过分升温。真空解冻的效率比空气解冻提高了2～3倍，而且大多数细菌被抑制，减少了营养成分的氧化和食品的变色。由于不与水直接接触，食品的汁液流失量比在水中解冻显著减少。这种低温的饱和水蒸气不会使食品过热和受到干耗损失，而且能使食品色泽鲜艳，味道良好。但真空解冻设备相对复杂，成本较高。

2. 内部加热法

(1) 低频电流加热解冻（欧姆加热解冻）　利用食品自身的电阻，当电流通过冻结食品时产生电阻热而使食品被解冻。采用的是频率为50～60Hz的低频交流电，使电流贯穿冻品容积时，按容积转化成热量，其加热的穿透深度不受冻品厚度的影响，在冻品内外不会形成较大的温度梯度。低频电流加热解冻比用空气和水解冻快2～3倍，耗电较少，费用不高。但由于冻结食品是电路的一部分，因此要求食品表面平整，内部成分均匀，否则会出现接触不良或局部过热的现象。

(2) 高频电流加热解冻　解冻的电流频率在1～50MHz，一般常选用13MHz、17MHz、40MHz等频率。在解冻时，冻结食品放在加有高频电的极板之间，食品的介质分子在高频电场中受极化后，跟随高频电磁场的变化而发生相应变化，分子之间互相旋转、振动、碰撞，产生摩擦热。频率越高，分子之间转动越大，产生的摩擦热也越多，食品的解冻也越快。高频波的半衰深度是微波的5～14倍，解冻速度快，而且当冻品表面某处冰融化成水时，不会像微波解冻那样使该处的温度迅速升高。但高频解冻设备成本较高，技术要求也相对较高。

(3) 微波解冻　利用电磁波间歇照射食品，使食品中的介电物质发生剧烈振动产生热量而进行解冻。微波解冻速度快、不易受微生物污染、营养成分损失少，但容易出现加热不均匀的情况，不适合进行完全解冻。因为食品材料中的水分子只有解冻后才能大量吸收微波能，而对于晶体的水分子吸收微波能力低。

第三节　果蔬速冻生产实例

一、速冻果品生产实例

（一）速冻草莓

1. 原料要求

速冻草莓对原料的要求较为严格，只有这样才能确保最终产品的品质。首先，草莓应选择成熟度适中、色泽鲜艳、果实饱满、无病虫害、无机械损伤的果实。成熟度过高，草莓在速冻和贮藏过程中容易变软、腐烂；成熟度过低，则草莓口感酸涩，风味不佳。一般来说，八成熟的草莓较为适宜，此时草莓色泽红润，酸甜比例适中，具有一定的硬度，便于后续加工处理。

此外，草莓的品种也会影响速冻产品的质量。应选择果实大小均匀、果形规整、果肉紧实的品种，如'章姬''红颜'等。这些品种的草莓在速冻后能保持较好的形状和口感，解冻后汁液流失少，风味损失小。

2. 预处理

预处理是速冻草莓生产中的关键环节，主要包括清洗、去蒂和分级。

(1) 清洗　将挑选好的草莓放入流动的清水中，轻轻搅拌，去除表面的泥沙、杂质和部分农药残留。清洗时间不宜过长，以免草莓吸水过多，影响后续速冻效果。一般清洗时间为1～2min。

(2) 去蒂　清洗后的草莓需及时去除果蒂。去蒂时要小心操作，避免损伤草莓果实。可以采用人工去蒂或机械去蒂的方式：人工去蒂能更好地保证去蒂质量，但效率较低；机械去蒂效率高，但可能会对部分草莓造成轻微损伤。

(3) 分级　根据草莓的大小、色泽和形状进行分级。一般可分为大、中、小三个等级，不同等级的草莓分别进行后续处理，以保证速冻产品的规格一致。分级可采用人工分级或分级机分级：人工分级能更准确地判断草莓的品质，但成本较高；分级机分级效率高，但分级精度可能相对较低。

3. 冻结和冻藏

(1) 冻结　将分级好的草莓均匀地摆放在速冻盘上，放入速冻设备中进行冻结。速冻温度一般控制在－40～－35℃，冻结时间为15～20min，使草莓中心温度迅速降至－18℃以下。快速冻结能形成细小均匀的冰晶，减少对草莓细胞组织的破坏，保持草莓的色泽、风味和营养成分。

(2) 冻藏　冻结好的草莓应及时转入冻藏库中进行贮藏。冻藏库的温度应稳定在－18℃以下，相对湿度保持在90％～95％。在冻藏过程中，要定期检查冻藏库的温度和湿度，确保草莓的品质不受影响。同时，要避免频繁开启冻藏库门，减少温度波动。

(二) 速冻荔枝

1. 原料验收与挑选

原料验收时，要检查荔枝的新鲜度、成熟度和外观是否符合要求。荔枝应果实饱满，果皮颜色鲜艳，无病虫害和机械损伤。成熟度以七八成为宜，此时荔枝口感甜美，果肉紧实。挑选过程中，要剔除不符合要求的荔枝，如过熟、腐烂、有虫害的果实。

2. 清洗、消毒

(1) 清洗　将挑选好的荔枝放入清水中，轻轻搓洗，去除果皮表面的灰尘、杂质和部分农药残留。清洗时间控制在1～2min，避免荔枝吸水过多。

(2) 消毒　可采用0.1%～0.2%的高锰酸钾溶液或0.05%～0.1%的次氯酸钠溶液对荔枝进行消毒处理，消毒时间为3～5min。消毒后要用清水冲洗干净，防止残留的消毒剂对荔枝品质造成影响。

3. 护色处理

荔枝果肉富含多酚氧化酶，在加工过程中容易发生酶促褐变，影响产品的色泽和品质。因此，需要进行护色处理。常用的护色方法有化学护色和物理护色。化学护色可采用0.1%～0.2%的抗坏血酸溶液或0.05%～0.1%的柠檬酸溶液浸泡荔枝，浸泡时间为5～10min；物理护色可采用低温、短时间热处理等方式，抑制多酚氧化酶的活性。

4. 速冻

将护色处理后的荔枝沥干水分，均匀地摆放在速冻盘上，放入速冻设备中进行冻结。速冻温度控制在－35～－30℃，冻结时间为20～25min，使荔枝中心温度迅速降至－18℃以下。

5. 包装

速冻好的荔枝应及时进行包装。包装材料应具有良好的密封性、防潮性和低温耐受性，如聚乙烯薄膜袋或铝箔复合袋。包装时要注意排除袋内空气，防止荔枝在贮藏过程中发生氧化变质。

6. 检验

对包装好的速冻荔枝进行检验，主要检查包装是否完好、产品是否有异味、色泽是否正常等。同时，要对产品进行微生物指标和理化指标的检测，确保产品符合相关质量标准。

7. 冷藏

将检验合格的速冻荔枝转入冻藏库中进行贮藏，冻藏库温度稳定在－18℃以下，相对湿度保持在90%～95%。定期检查冻藏库的温度和湿度，保证荔枝的品质。

(三) 速冻葡萄粒

1. 原料选择

选择成熟度适中、果粒饱满、色泽鲜艳、无病虫害和机械损伤的葡萄作为原料。葡萄品种以‘巨峰’‘红提’等为宜，这些品种的葡萄果肉厚实、汁多味甜，速冻后口感较好。

2. 脱粒、清洗

(1) 脱粒　将葡萄从果穗上脱下，可采用人工脱粒或机械脱粒的方式：人工脱粒能保证脱粒质量，但效率较低；机械脱粒效率高，但可能会对部分葡萄造成损伤。

(2) 清洗　脱粒后的葡萄放入清水中，轻轻搅拌，去除表面的泥沙和杂质。清洗时间为1～2min。

3. 去皮、去核

(1) 去皮　可采用热碱去皮法或机械去皮法对葡萄进行去皮处理：热碱去皮法是将葡萄放入一定浓度的氢氧化钠溶液中，加热至一定温度，使葡萄皮与果肉分离；机械去皮法则是使用去皮设备去除葡萄皮。

(2) 去核　去核可采用人工去核或去核机去核：人工去核能保证去核质量，但效率较低；去核机去核效率高，但可能会残留部分果核。

4. 沥水、拣选

将去皮、去核后的葡萄沥干水分，然后进行拣选，剔除不符合要求的葡萄粒，如破损、变色、有异味的果粒。

5. 装袋、装盘成型

将拣选好的葡萄粒装入聚乙烯薄膜袋中，排除袋内空气，密封袋口。也可将葡萄粒均匀地摆放在速冻盘上，装盘成型，以便后续速冻处理。

6. 速冻

将装袋或装盘成型的葡萄粒放入速冻设备中进行冻结，速冻温度控制在－40～－35℃，冻结时间为15～20min，使葡萄中心温度迅速降至－18℃以下。

7. 脱模、装箱

速冻好的葡萄粒如果是装盘成型的，需要进行脱模处理，将葡萄粒从速冻盘上取下。然后将脱模或装袋的葡萄粒装入纸箱或塑料箱中，进行贮藏和运输。

二、速冻蔬菜生产实例

(一) 速冻豌豆

1. 选料

选料是速冻豌豆生产的基础环节，直接关系到最终产品的品质。应选择成熟度适中、豆粒饱满、色泽鲜绿、无病虫害和机械损伤的豌豆荚。成熟度过高，豆粒可能过老，口感不佳；成熟度过低，豆粒则偏嫩，风味和营养不足。一般以选择豆荚饱满、豆粒鼓起且颜色翠绿的豌豆荚为宜。同时，要确保豌豆荚来自无污染的种植区域，以保证产品的安全性。

2. 剥豆粒、分级

将选好的豌豆荚进行剥豆粒操作，可采用人工剥豆或机械剥豆的方式。人工剥豆能较好地保证豆粒的完整性，但效率较低；机械剥豆效率高，但可能会对部分豆粒造成轻微损伤。剥出的豆粒要进行分级，根据豆粒的大小、形状和色泽进行分类，一般可分为大、中、小三个等级。不同等级的豆粒分别进行后续处理，以确保速冻豌豆的规格一致。

3. 浸盐水

将分级好的豆粒放入一定浓度的盐水中浸泡，盐水浓度一般为0.5%～1%。浸盐水的作用主要有两个：一是可以杀灭豆粒表面的部分微生物，减少后续加工过程中的污染风险；二是可以使豆粒更加饱满，增强豆粒的硬度和韧性，有利于后续的热烫和速冻处理。浸盐水时间一般为10～15min。

4. 拣选

浸盐水后的豆粒要进行拣选，剔除破损、变色、有虫害以及含杂质等不符合要求的豆粒。拣选过程要仔细认真，确保进入后续工序的豆粒都符合质量标准。

5. 热烫

热烫是速冻豌豆生产中的关键步骤，其目的是破坏豆粒中的氧化酶活性，防止豆粒在速冻和贮藏过程中发生褐变和营养损失，同时还能杀死豆粒表面的部分微生物。热烫一般采用沸水热烫的方式，热烫温度为95～100℃，热烫时间为1.5～2.5min。热烫时间要严格控制：时间过短，氧化酶活性不能完全被破坏；时间过长，则会导致豆粒软烂，影响口感和品质。

6. 冷却、沥水

热烫后的豆粒要迅速放入冷水中进行冷却，以防止豆粒继续受热而变软。冷却水要清洁卫生，温度一般控制在10℃以下。冷却时间一般为3～5min，使豆粒中心温度迅速降至室温。冷却后的豆粒要进行沥水处理，去除表面水分，可采用离心机沥水或自然沥水的方式。

7. 速冻

将沥干水分的豆粒均匀地摆放在速冻盘上，放入速冻设备中进行速冻。速冻温度一般控制在－40～－35℃，冻结时间为15～20min，使豆粒中心温度迅速降至－18℃以下。快速冻结能形成细小均匀的冰晶，减少对豆粒细胞组织的破坏，从而保持豆粒的色泽、风味和营养成分。

8. 包装

速冻好的豆粒应及时进行包装。包装材料应具有良好的密封性、防潮性和低温耐受性，如聚乙烯薄膜袋或铝箔复合袋。包装时要注意排除袋内空气，防止豆粒在贮藏过程中发生氧化变质。同时，要在包装上标明产品名称、规格、生产日期、保质期等信息。

（二）速冻花椰菜

1. 原料验收、复选

原料验收时要检查花椰菜的新鲜度、色泽和外观。花椰菜应花球紧密、洁白、无病虫害和机械损伤。复选过程中，要进一步剔除不符合要求的花椰菜，如花球松散、变色、有黑斑的花椰菜。

2. 冲洗、驱虫

将复选好的花椰菜放入流动的清水中进行冲洗，去除表面的泥沙、杂质和部分农药残留。冲洗时间一般为2～3min。如果花椰菜中有虫害，可采用低浓度的盐水或专用驱虫剂进行驱虫处理，但要注意驱虫剂的使用浓度和时间，避免农药残留。

3. 切成小花球

将冲洗驱虫后的花椰菜切成大小均匀的小花球，一般每个小花球的直径为3～5cm。切分过程中要注意保持花球的完整性，避免破碎。

4. 烫漂护色

将切好的小花球放入沸水中进行烫漂护色处理，烫漂温度为95～100℃，烫漂时间为2～3min。烫漂可以破坏花椰菜中的氧化酶活性，防止花球在速冻和贮藏过程中发生褐变，同时还能使花球组织软化，便于后续加工。

5. 冷却、沥水

烫漂后的花球要迅速放入冷水中进行冷却，冷却水温度控制在10℃以下，冷却时间为3～5min。冷却后的花球要进行沥水处理，可采用振动筛沥水或离心机沥水的方式，去除表面水分。

6. 速冻

将沥干水分的花球均匀地摆放在速冻盘上，放入速冻设备中进行速冻。速冻温度控制在−35～−30℃，冻结时间为20～25min，使花球中心温度迅速降至−18℃以下。

7. 挂冰衣

速冻好的花球要进行挂冰衣处理，将花球放入0～4℃的冷水中浸泡3～5s，使花球表面形成一层薄薄的冰衣。冰衣可以防止花球在贮藏过程中发生干耗和氧化变质，从而延长产品的保质期。

8. 包装

将挂好冰衣的花球进行包装，包装材料和包装方式与速冻豌豆类似，要保证包装的密封性和低温耐受性。

9. 冷藏

包装好的速冻花椰菜要及时转入冻藏库中进行冷藏，冻藏库温度稳定在−18℃以下，相对湿度保持在90%～95%。定期检查冻藏库的温度和湿度，确保花椰菜的品质不受影响。

（三）速冻蘑菇

1. 原料

选择新鲜、无病虫害、无机械损伤、菇盖完整、菇柄粗壮的蘑菇作为原料。蘑菇的成熟度要适中，一般以菇盖尚未完全展开为宜。

2. 变色及护色

蘑菇在加工过程中容易发生酶促褐变，影响产品的色泽。可采用化学护色和物理护色相结合的方法进行护色处理。化学护色可使用0.1%～0.2%的抗坏血酸溶液或0.05%～0.1%的柠檬酸溶液浸泡蘑菇，浸泡时间为5～10min。物理护色可采用低温、短时间热处理等方式，抑制多酚氧化酶的活性。

3. 热烫

将护色处理后的蘑菇放入沸水中进行热烫，热烫温度为95～100℃，热烫时间为2～3min。热烫可以进一步破坏蘑菇中的酶活性，杀死表面的微生物，同时使蘑菇组织软化。

4. 冷却

热烫后的蘑菇要迅速放入冷水中进行冷却，冷却水温度控制在10℃以下，冷却时间为3～5min。

5. 沥干

冷却后的蘑菇要进行沥干处理，可采用离心机沥干或自然沥干的方式，去除表面的水分。

6. 速冻

将沥干水分的蘑菇均匀地摆放在速冻盘上，放入速冻设备中进行速冻。速冻温度控制在－40～－35℃，冻结时间为15～20min，使蘑菇中心温度迅速降至－18℃以下。

7. 分级

速冻好的蘑菇要进行分级，根据蘑菇的大小、形状和色泽进行分类，以满足不同客户的需求。

8. 复选

对分级后的蘑菇进行复选，剔除不符合质量标准的产品，如破碎、变色、有异味的蘑菇。

9. 镀冰衣

将复选好的蘑菇进行镀冰衣处理，方法与速冻花椰菜类似，使蘑菇表面形成一层冰衣，防止干耗和氧化。

10. 包装

将镀好冰衣的蘑菇进行包装，包装材料要符合食品卫生标准，保证产品的密封性和低温耐受性。

11. 检验

对包装好的速冻蘑菇进行检验，主要检查包装是否完好、产品是否有异味、色泽是否正常等。同时，要对产品进行微生物指标和理化指标的检测，确保产品符合相关质量标准。

12. 冷藏

检验合格的速冻蘑菇要及时转入冻藏库中进行冷藏，冻藏库温度稳定在－18℃以下，相对湿度保持在90%～95%。

第四节　果蔬速冻制品质量控制点及预防措施

一、龟裂

（一）龟裂产生的原因

1. 原料因素

（1）品种差异　不同品种的果蔬其细胞结构、组织紧密程度和含水量存在差异。

一些品种的果蔬细胞壁较薄、组织松散，在速冻过程中更容易因冰晶的形成和膨胀而发生龟裂。例如，某些薄皮水果如草莓、葡萄等，相比厚皮水果更容易出现龟裂现象。

(2) 成熟度不当　原料的成熟度对龟裂的发生有显著影响：成熟度过高时，果蔬的细胞壁变薄，细胞间结合力减弱，在速冻时冰晶对细胞壁的破坏作用增强，容易导致龟裂；成熟度过低，果蔬的质地较硬，但可能在速冻后因内部应力分布不均而出现裂纹。

(3) 原料损伤　在采摘、运输和储存过程中，果蔬受到机械损伤，如碰撞、挤压、划伤等，会使局部组织受损，细胞结构破坏。在速冻时，这些受损部位更容易因冰晶的形成而加剧损伤，引发龟裂。

2. 预处理因素

(1) 清洗不当　清洗过程中使用的水温过高或清洗时间过长，会使果蔬表面和内部的细胞吸水膨胀，导致细胞壁变薄。在速冻时，冰晶的形成会使这些膨胀的细胞受到更大的压力，从而增加龟裂的风险。此外，清洗后若未及时沥干水分，果蔬表面残留的水分在速冻时会形成较大的冰晶，也可能导致龟裂。

(2) 热烫处理不当　热烫是速冻果蔬生产中常用的预处理，但热烫温度过高或时间过长，会使果蔬的细胞组织过度软化，细胞壁失去弹性。在速冻过程中，冰晶的形成和膨胀会使这些软化的细胞更容易破裂，进而导致龟裂。相反，若热烫不足，既无法有效破坏酶的活性，可能在速冻和贮藏过程中引发其他质量问题，还会间接增加龟裂的风险。

3. 速冻工艺因素

(1) 冻结速度过慢　冻结速度是影响龟裂的关键因素之一。当冻结速度过慢时，果蔬中的水分有足够的时间形成较大的冰晶。这些大冰晶会对细胞壁产生较大的机械压力，导致细胞壁破裂，从而引发龟裂。例如，在一些传统的速冻设备中，制冷能力不足或传热效率低，可能导致冻结速度较慢，增加龟裂的发生概率。

(2) 冻结温度不稳定　在速冻过程中，如果冻结温度不稳定（出现波动），会使果蔬内部的冰晶生长不均匀：部分区域的冰晶可能过大，而部分区域的冰晶可能过小。这种不均匀的冰晶分布会导致果蔬内部产生应力集中，当应力超过细胞壁的承受能力时，果蔬就会发生龟裂。

4. 包装因素

(1) 包装材料选择不当　包装材料的透气性和透湿性对龟裂有一定影响。如果包装材料的透气性或透湿性过大，在速冻和贮藏过程中，果蔬表面的水分会逐渐散失，导致果蔬表面干燥、收缩，与内部组织之间产生应力差异，从而引发龟裂。此外，包装材料的强度不足，在搬运和储存过程中容易破损，使果蔬暴露在不良环境中，也可能增加龟裂的风险。

(2) 包装方式不合理　包装过紧会使果蔬受到外部压力，在速冻时冰晶的形成会使这种压力进一步增大，容易导致果蔬表面和内部组织受损，引发龟裂。而包装过松则无法有效保护果蔬，使其在运输和储存过程中容易受到碰撞和挤压，同样会增加龟裂的可能性。

（二）预防措施

1. 严格把控原料质量

① 根据产品的要求和市场定位，选择细胞结构紧密、组织强度高、不易龟裂的果蔬品种。例如，在生产速冻草莓时，可以选择一些果肉较硬、果皮韧性较好的品种。

② 制定科学的原料采摘标准，确保采摘的果蔬成熟度适中。可以通过观察果蔬的颜色、硬度、糖酸比等指标来判断成熟度，并在采摘后及时进行预处理，避免原料在储存过程中成熟度发生变化。

③ 在采摘、运输和储存过程中，要采取轻拿轻放、避免碰撞和挤压等措施，减少果蔬的机械损伤。可以使用专用的采摘工具和包装容器，对果蔬进行妥善保护。

2. 优化预处理工艺

① 控制清洗水温在适宜范围内，一般不超过 20℃，清洗时间根据果蔬的种类和污染程度而定，一般为 1～3min。清洗后要及时将果蔬表面的水分沥干，可采用离心机沥干或自然沥干的方式，确保果蔬表面干燥。

② 根据不同果蔬的品种和特性，确定适宜的热烫温度和时间。一般来说，热烫温度在 80～100℃，热烫时间在 1～5min 不等。在热烫过程中，需不断搅拌果蔬，使其受热均匀。热烫后要迅速将果蔬放入冷水中冷却，以终止热处理对细胞组织的进一步破坏。

3. 改进速冻工艺

① 采用先进的速冻设备，如流化床速冻机、液氮速冻机等，这些设备具有制冷能力强、传热效率高的特点，能够使果蔬在短时间内迅速通过最大冰晶生成带，形成细小均匀的冰晶，减少对细胞壁的破坏，从而降低龟裂的发生概率。

② 在速冻过程中，要严格控制冻结温度，避免温度波动。可以通过安装温度传感器和自动控制系统，实时监测和调节速冻设备的温度，确保冻结温度稳定在适宜范围内。

4. 合理选择包装材料和方式

① 根据果蔬的特性和贮藏要求，选择透气性和透湿性适宜、强度足够的包装材料。例如，对于一些易失水的果蔬，可以选择具有较好保湿性能的包装材料；对于需要长期贮藏的果蔬，应选择强度高、密封性好的包装材料。

② 包装时要根据果蔬的大小和形状，合理控制包装的松紧度，避免过紧或过松。可以采用单个包装或组合包装的方式，对果蔬进行妥善保护。同时，在包装上要标明产品的名称、规格、生产日期、保质期等信息，方便消费者识别和管理。

二、干耗

（一）干耗产生的原因

1. 温度因素

（1）冻藏温度过高　冻藏温度是影响干耗的关键因素之一。当冻藏温度过高时，果蔬表面的水分蒸发速度加快，导致干耗增加。一般来说，冻藏温度每升高1℃，干耗率就会显著增加。

（2）温度波动　冻藏过程中温度的频繁波动，会使果蔬表面的冰晶反复发生升华和凝华：当温度升高时，冰晶直接升华成水蒸气；当温度降低时，水蒸气可能在冷的地方凝华，但这种凝华往往不能完全补充果蔬表面失去的水分，从而导致果蔬表面干耗。

2. 湿度因素

（1）冻藏库湿度过低　冻藏库内的相对湿度对干耗有直接影响。如果冻藏库湿度过低，空气干燥，果蔬表面的水分会更容易蒸发到空气中，造成干耗。一般来说，冻藏库的相对湿度应保持在90%～95%之间，若湿度低于此范围，干耗现象会明显加剧。

（2）通风不良　冻藏库内通风不良会导致空气湿度分布不均匀，局部区域湿度过低，从而增加这些区域果蔬的干耗。同时，通风不良还会影响库内空气的循环，使水蒸气不能及时排出或补充，进一步加重干耗问题。

3. 包装因素

（1）包装密封性差　包装材料的密封性不好，会使空气中的水蒸气与果蔬表面的水分发生交换，导致果蔬失水干耗。例如，包装袋有破损、封口不严等情况，都会使外部干燥空气进入包装内，加速果蔬的水分散失。

（2）包装材料透气性不当　如果包装材料的透气性过大，果蔬表面的水分会通过包装材料散失到外界环境中；而透气性过小，则可能导致包装内水蒸气积聚，形成高湿度环境，一旦包装破损，水分会迅速散失。因此，选择透气性适宜的包装材料对于控制果蔬表面干耗至关重要。

4. 果蔬自身因素

（1）表面积与体积比大　表面积与体积比大的果蔬，如草莓、葡萄等，其表面水分散失的面积相对较大，在相同的冻藏条件下，干耗率会更高。这是因为水分蒸发主要发生在果蔬表面，表面积越大，水分散失的机会就越多。

（2）组织结构疏松　组织结构疏松的果蔬，内部孔隙较多，水分更容易从内部迁移到表面并蒸发出去。例如，一些多孔的蔬菜如花椰菜、西蓝花等，相比组织紧密的果蔬，干耗现象更为明显。

（二）预防措施

1. 控制冻藏温度和湿度

（1）稳定冻藏温度　将冻藏库的温度稳定控制在－18℃以下，并安装温度监测和报警系统，实时监控温度变化。一旦发现温度波动，及时采取措施进行调整，确保冻藏温度的稳定性。

（2）提高冻藏库湿度　通过加湿设备，如超声波加湿器、蒸汽加湿器等，将冻藏库的相对湿度保持在90%～95%之间。定期检查加湿设备的运行情况，确保其正常工作。同时，要注意避免冻藏库内出现结露现象，以免影响果蔬的品质。

（3）改善通风条件　合理设计冻藏库的通风系统，确保库内空气流通均匀。可以采用机械通风或自然通风的方式，及时排出库内的污浊空气，补充新鲜空气，维持库内湿度的稳定。

2. 优化包装

（1）选择密封性好的包装材料　选用具有良好密封性的包装材料，如复合薄膜、铝箔袋等，并确保包装封口严密，无破损和漏气现象。可以采用热封、胶封等方式进行封口，提高包装的密封性。

（2）合理控制包装材料透气性　根据果蔬的特性和冻藏要求，选择透气性适宜的包装材料。对于易失水的果蔬，可以选择透气性较小的包装材料，以减少水分散失；对于一些需要呼吸作用的果蔬，则应选择具有一定透气性的包装材料，但要注意控制透气量，避免水分散失过多。

3. 针对果蔬自身特性采取措施

（1）对于表面积与体积比大的果蔬　可以采用更紧密的包装方式，如单个独立包装或采用小包装形式，减少果蔬表面与空气的接触面积，降低水分散失速度。同时，在包装内可以放置一些吸湿材料，如硅胶、干燥纸片等，吸收包装内的多余水分，保持适宜的湿度。

（2）对于组织结构疏松的果蔬　在预处理过程中，可以采用适当的护色和保湿处理，如在清洗后用一定浓度的糖液或盐溶液浸泡，使果蔬表面形成一层保护膜，减少水分散失。此外，在速冻和冻藏过程中，要尽量减少对这些果蔬的搬动和挤压，避免破坏其组织结构。

三、变色

（一）变色产生的原因

1. 酶促褐变

（1）多酚氧化酶活性　果蔬中含有丰富的多酚类物质和多酚氧化酶（PPO）。在加工过程中，如果果蔬组织受到损伤，多酚氧化酶会与多酚类物质接触，在有氧条件下发生氧化反应，生成醌类物质，醌类物质进一步聚合形成褐色或黑色的色素，导致果蔬变色。例如，苹果、土豆等在切分后很容易发生酶促褐变。

（2）氧气存在　氧气是酶促褐变发生的必要条件之一。在果蔬的采摘、运输、预处理和速冻过程中，如果与空气接触时间过长或接触面积过大，氧气会进入果蔬组织内部，促进多酚氧化酶的催化反应，加速变色过程。

2. 非酶促褐变

（1）美拉德反应　当果蔬中含有还原糖和氨基酸时，在加热或长期贮藏过程中，会发生美拉德反应。美拉德反应会产生一系列复杂的化合物，使果蔬的颜色逐渐变深，从浅黄色变为棕色甚至黑色。例如，一些经过热烫处理的果蔬在贮藏过程中可能会发生美拉德反应而变色。

（2）焦糖化反应　如果果蔬在加工过程中受到高温作用，如热烫温度过高或时间过长，其中的糖分可能会发生焦糖化反应。焦糖化反应会使果蔬表面出现褐色或黑色的斑点，影响产品的外观。

3. 其他因素

(1) 金属离子　加工设备、容器和水中含有的铁、铜等金属离子，可能会催化果蔬中的氧化反应，加速变色过程。例如，使用铁制容器存放果蔬汁或进行果蔬加工时，铁离子可能会与果蔬中的成分发生反应，导致变色。

(2) 光照　长时间的光照会使果蔬中的色素发生光解或氧化反应，导致颜色变浅或变色。例如，一些速冻果蔬在储存过程中如果暴露在阳光下或强光下，其色泽会逐渐变差。

(二) 预防措施

1. 抑制酶促褐变

(1) 钝化酶活性　通过热烫等热处理方法，使多酚氧化酶失活。热烫的温度和时间要根据果蔬的种类和特性进行合理控制，一般在 80～100℃之间，热烫时间为 1～5min。例如，对于速冻马铃薯，可以采用沸水热烫 2～3min 的方法来钝化多酚氧化酶活性。

(2) 隔绝氧气　在预处理和包装过程中，要尽量减少果蔬与空气的接触。可以采用真空包装、充气包装（如充入氮气、二氧化碳等气体）或涂膜处理等方法，隔绝氧气，防止酶促褐变的发生。例如，在包装速冻草莓时，可以采用真空包装的方式，有效延长产品的色泽保持时间。

2. 控制非酶促褐变

(1) 优化热处理工艺　合理控制热烫温度和时间，避免美拉德反应和焦糖化反应的发生。在热烫过程中，要不断搅拌果蔬，使其受热均匀，并根据果蔬的品种和成熟度调整热处理参数。

(2) 降低贮藏温度　低温可以减缓美拉德反应和焦糖化反应的速度。将速冻果蔬贮藏在−18℃以下的低温环境中，能够有效抑制非酶促褐变的发生，保持产品的色泽。

3. 减少其他因素影响

(1) 避免金属离子污染　选择合适的加工设备和容器，避免使用铁、铜等易催化氧化反应的金属制品。可以使用不锈钢、塑料等材质的设备进行果蔬加工。同时，要对加工用水进行处理，去除其中的金属离子。

(2) 避免光照　在储存和运输过程中，要将速冻果蔬存放在阴凉、避光的地方，避免阳光直射和强光照射。可以采用遮光包装材料或在仓库内安装遮光窗帘等措施，减少光照对果蔬色泽的影响。

四、解冻时流汁

(一) 流汁的原因

1. 冰晶造成细胞机械损伤

缓慢冻结时，食品组织会在冻结过程中产生冰结晶，且冰结晶会在冻藏过程中成长，这会对细胞造成严重的机械损伤。当损伤比较严重时，组织间的缝隙增大，内部冰晶融化的水就能通过这些缝隙自然地向外流出。例如，草莓在缓慢冻结过程中，大部分细胞会被破坏，解冻时流汁现象明显。

2. 水分从细胞内向细胞间隙移动

在缓慢冻结时，细胞间隙的水分首先形成冰晶，导致细胞内渗透压增高，进而使细胞内水分析出并冻结。即使解冻，这些水分也不能完全回渗到细胞内，会因外流造成流汁。伴随冰晶的形成和细胞液浓缩，细胞质的胶体变性而持水力下降。冰晶的形成和细胞液浓缩会使细胞质的胶体变性，持水力下降，无法有效保留水分，进一步加剧解冻时的流汁现象。

（二）预防措施

1. 低温快速冻结

采用低温快速冻结的方法，可使冰晶细小且均匀，减少对细胞的损伤。例如，液态氮冻结等超低温快速冻结方式，能够使冰晶在细胞的内外均匀形成，组织被破坏的程度小，从而减轻流汁现象。以草莓为例，使用液态氮冻结时，仅约10%的细胞被破坏，而包装后使用板式冷冻机冻结时，则约90%的细胞会被破坏。可见，低温快速冻结对减少流汁的效果显著。

2. 减少冻藏间的温度波动，自动控温

保持冻藏间温度稳定，减少温度波动，避免冰晶在冻藏过程中过度成长。通过安装温度传感器和自动控制系统，实时监测和调节速冻设备的温度，确保冻结温度稳定在适宜范围内，可有效降低解冻时的流汁量。

3. 控制解冻温度

解冻温度要低，以避免高温解冻导致水分蒸发、氧化加剧及微生物和酶活性加强，从而减少汁液流失。例如，对于水果，一般以半解冻为佳，完全解冻可能导致汁液流失，失去水果应有的风味，同时降低营养价值。不过，注糖水冻结的水果也可完全解冻。蔬菜有的品种宜半解冻，有的品种则应完全解冻，如含淀粉高的马铃薯、甜玉米、豆角等，需要完全解冻，否则会影响冻结产品的质量。

五、微生物、农药、重金属污染

（一）产生的原因

1. 微生物污染原因

果蔬富含水分和糖类等各种营养物质，其表皮薄、脆，极易造成机械损伤，引起微生物的侵染。采收后，由于呼吸作用等各种生命活动，其会放出大量的热、水分，增强了微生物的活动，加速腐烂变质。

预处理是操作人员与原料接触最频繁的环节，如果操作人员卫生习惯不良，进入车间前未戴帽子、穿好工作服、洗手消毒，或者车间通风设备不良、排水设备不佳，以及切割机、输送带和冻结室等清洁不彻底，都可能导致微生物污染。

很多方便食品所采用的复合薄膜包装，大部分都采用较理想的聚氨酯型黏合剂，但这种黏合剂中可能含有甲苯二异氰酸酯（TDI），用这种复合薄膜袋装食品经蒸煮后可能会使TDI转移到食品中，并水解成致癌物2,4-二氨基甲苯（TDA）。

冷藏库是速冻食品长期保存的地方，如果库房卫生管理不善，通过使用工具、出入的工作人员和流动的空气等，都能将微生物传播到食品上，造成微生物污染。

2. 农药污染原因

部分果蔬种植者未规范使用农药，导致农药残留。

3. 重金属污染原因

蔬菜生产基地大多数在城市郊区选址，这里同时也是工业“三废”和城市垃圾处理的集中地点。其中，土壤重金属污染的主要来源包括污水灌溉、塑料薄膜老化分解释放的重金属离子以及有机肥的大量施用。我国是一个水资源相对匮乏的国家，城市污水作为一种潜在的可利用水资源在农业灌溉上广泛应用，已成为重要水源之一。尤其随着工业化的加快，污水灌溉面积也随之迅速扩大。但我国污水处理技术较为落后，部分污水未经处理直接用于灌溉，导致污水中的重金属在土壤中逐渐积累，进而影响蔬菜的生长。

（二）预防措施

1. 微生物污染预防措施

① 选择新鲜、无病虫害、无机械损伤的原料，从源头上减少微生物污染的可能性。

② 操作人员进入车间前要戴帽子（罩住所有头发），穿好工作服，洗手消毒，并通过风淋吹去身上附着的毛发。车间要保持通风良好、排水设备良好，经常洗刷场地，保持切割机、输送带和冻结室等的清洁。产品中混进的小金属片可通过专门的金属探测仪器检出。

③ 避免使用含有有害物质的包装材料，确保包装材料符合食品安全标准。

④ 对库房进行严格的卫生管理，定期对食品、冷冻间的空气设备进行测定和分析，如发现某些速冻食品有腐败变质和有异味感染等情况，应及时采取措施分别加以处理，以免感染其他食品造成更大损失。库内的速冻食品全部取出后，应对库房进行通风换气，将库内的混浊空气排出，并从外部换入新鲜空气。通风换气是利用通风机实现的，在从外部吸入空气时，应预先经过过滤。

2. 农药污染预防措施

① 加大对农药市场的监管力度，打击违禁农药的销售和使用，规范农药市场秩序。

② 加强对农民的农药安全使用培训，提高农民对农药安全使用标准和农药合理使用准则的认识，引导农民使用低毒、低残留生物农药。

③ 消费者可以了解哪些果蔬农残风险较低，避免购买农残超标的果蔬。具体来说，新买的蔬菜水果别急着放冰箱，可先在通风干燥处晾一晾，让部分农药挥发掉；淘米水能辅助吸附部分表面农药；黄瓜、番茄、萝卜等表皮农药残留较多的果

蔬，去皮是不错的选择。

3. 重金属污染预防措施

① 避免在工业“三废”和城市垃圾处理集中地点附近建设蔬菜生产基地，选择土壤重金属含量低的地区进行蔬菜种植。

② 充分发挥环境监测的技术监督作用，根据国家和省、市环保部门的实际需求，进一步补充完善环境监测技术路线，组织制定蔬菜产品产地专项环境监测规划或方案，开展对蔬菜产品产地大气、水质、土壤等环境要素的监测，为市政府决策并加强污染防治提供科学依据。

③ 城市绿化对防治、减轻大气污染具有相当重要的作用，它不仅可以调节空气湿度、温度等城市小气候，而且可以净化大气，尤其是林木，对烟尘、粉尘有显著的阻挡、过滤和吸收作用。因此，要因地制宜，合理选择对有害气体具有吸附和抵抗作用的树木、花草，并优化绿化布局。

第八章 果蔬有效成分提取

第一节 果胶的提取

一、操作要点

1. 果胶原料的选择与处理

果实中所含果胶含量随着果实成熟度的增加而减少。几种常见果实的果胶含量：草莓 0.35%～0.80%，李 0.90%～1.60%，梨 0.50%～1.40%，甜橙 1.50%～3.00%，杏 0.45%～0.80%，无花果 0.35%～1.15%，苹果 1.50%～3.50%，桃 0.56%～1.25%，山楂 6%左右，鲜苹果皮 0.45%～0.50%，鲜向日葵梗茎 0.77%，甜菜 4.8%～7.8%。上述各种原料提取果胶后的渣，稍加处理后是一种很好的饲料。

提取果胶的原料要求新鲜，否则果胶降解会导致得率降低。不能及时提取的原料，可以通过热烫破坏酶活性后短期贮存。热烫通常是将原料加热至95℃以上，保持5～7min。如果原料需较长时间保藏，可以将原料热烫后干制保存。

在浸提果胶前，要将原料洗涤，目的是除去其中的糖类及杂质，以提高果胶的质量，通常是将原料破碎成 0.3～0.5cm 的小块，然后加入水进行热处理，接着用清水清洗几次。为了提高淘洗效率，可以用 50～60℃的温水进行，最后压干备用。上述洗涤方法会导致原料中部分可溶性果胶流失，因而也可采用酒精洗涤。

2. 浸提

按原料的重量，加入4～5倍的 0.15%盐酸溶液，以原料全被浸渍为度，并将pH 值调至 2～3，加热至 85～95℃，保持 1～1.5h。随时搅拌，后期温度宜降低。在保温浸提的过程中，控制好浸提的条件，即酸度、温度和时间。

幼果及未成熟果实的原果胶含量较多，可适当增加盐酸用量、延长浸提时间，但以增加浸提次数为宜，并应分次及时将浸提液加以处理。

3. 过滤和脱色

以上所得的浸提液约含果胶 1%，可先用压滤机过滤，除去其中的杂质碎屑，再加入活性炭 1.5%～2%，80℃保温约 20min，然后压滤，目的是脱色，改善果胶的商品外观。

4. 浓缩

将浸提液浓缩至3%～4%，浓缩的温度宜低，时间宜短，以免果胶分解。最好减压真空浓缩，在45～50℃下进行，将浓度提高至6%以上，这种果胶浓缩液可以在食品工业上直接应用，但此果胶浓缩液的含水量大，容易变质，不宜长期贮存。如需保存，可用氨或碳酸钠将其pH值调至3.5，然后装瓶、密封、杀菌（70℃，保持30min）。浓缩或杀菌后的果胶液要注意迅速冷却，以免果胶分解。如用喷雾干燥装置，可将7%～9%以上浓度的果胶浓缩液喷雾干燥成粉状，果胶粉可以长期保存。

没有喷雾干燥设备的可用沉淀法，沉淀法的优点是除果胶物质外，其他水溶性及醇溶性的杂质可分离出来，所得的果胶制品纯度高；缺点是需用沉淀剂，成本较高。

5. 沉淀和洗涤

沉淀法最简易的做法是以95%的酒精加入抽提液中，使抽提液的酒精含量达到60%以上，即见果胶浸提液中有成团的絮状沉淀凝结析出，过滤得团块状的湿果胶，然后将其中的溶液压出。再用60%的酒精洗涤1～3次，并用清水洗涤几次，最后经压榨除去过多的水分。

酒精可蒸馏回收，提高浓度后循环利用。沉淀法耗费大量酒精，因此应该与上述浓缩措施结合，采用较浓的果胶液进行沉淀，以节省酒精用量，降低成本。

6. 干燥和粉碎

压榨除去水分的果胶，在60℃以下烘干（最好用真空干燥），要求含水量在16%以下，然后用球磨机将其粉碎，过筛（40～120目）即为果胶粗制成品。

二、果胶在食品工业中的应用

果胶作为一种天然的多糖类高分子化合物，广泛存在于植物细胞壁中，具有良好的胶凝性、稳定性及增稠性等特点，在食品工业中有着极为重要的应用价值。商品高甲氧基果胶依据其酯化度与凝胶条件的不同，可细分为快凝高甲氧基果胶、中速凝高甲氧基果胶以及慢凝高甲氧基果胶。不同类型的果胶在食品加工中展现出各自独特的性能与优势。同时，果胶的酯化度对其亲水性有着显著影响，酯化度越高，亲水性越小。低甲氧基果胶的胶凝特性受钙离子含量影响较大，而高甲氧基果胶在水中分散或溶解时存在一定难度，直接分散易出现结块现象，这给果胶食品制造带来一定挑战。不过，低甲氧基果胶能使产品中含55%以下固形物时形成胶冻，制成低热量食品，对特定人群健康有益。以下将详细阐述果胶在各类食品中的应用。

1. 应用于果汁饮料

在果汁饮料生产中，果胶发挥着重要作用。许多果汁饮料中含有果肉颗粒，若没有合适的悬浮剂，果肉颗粒容易沉淀在瓶底，影响饮料的整体美观和消费者的饮用体验。而果胶能够与果肉颗粒结合，形成稳定的悬浮体系，让果肉均匀地分布在饮料中，消费者在饮用时能够随时品尝到果肉，感受到丰富的口感。

此外，果胶还能改善饮料的口感。它可以使饮料的质地更加细腻、顺滑，减少果汁中的粗糙感。同时，果胶具有一定的黏度调节作用，能够根据不同的果汁类型和消费者需求，调整饮料的黏稠度，使饮料既不会过于稀薄，也不会过于浓稠，达到最佳的口感平衡。例如，在一些橙汁饮料中添加适量的果胶，能够让橙汁的口感更加醇厚，果肉悬浮更加均匀，可有效提升产品的品质和市场竞争力。

2. 应用于乳品和酸乳酪饮料

高甲氧基果胶在乳品和酸乳酪饮料领域有着出色的表现。它能够有效地稳定酸牛奶制品，并改善其风味。对于人工发酵的酸乳酪和用化学方法酸化的牛奶饮料而言，高甲氧基果胶的效果尤为显著。

在酸牛奶制品中，高甲氧基果胶可以与牛奶中的蛋白质等成分相互作用，形成稳定的网络结构，防止乳清析出，保持产品的质地均匀和稳定性。同时，它还能改善酸牛奶的口感，使其更加细腻、爽滑，减少酸涩感。在人工发酵的酸乳酪生产过程中，由于发酵条件和时间等因素的影响，产品的质地和风味可能会有所波动。高甲氧基果胶的加入能够稳定发酵过程，使酸乳酪的质地更加一致，风味更加纯正。

对于用化学方法酸化的牛奶饮料，高甲氧基果胶同样发挥着重要作用。化学酸化过程中，牛奶的酸碱度会发生变化，容易导致蛋白质变性等问题。高甲氧基果胶可以保护蛋白质，防止其过度变性，同时稳定饮料的质地和口感。它还能掩盖化学酸化可能带来的不良风味，使饮料具有更好的风味品质。例如，在一些低脂酸奶饮料中添加高甲氧基果胶，不仅能够提高产品的稳定性，还能改善口感，让消费者更容易接受。

3. 应用于速溶饮料粉

在速溶饮料粉的生产中，果胶也发挥着不可或缺的作用。加入适量的果胶能够改善速溶饮料的质感和风味。对于儿童食品而言，当用维生素 C 或蛋白质进行强化时，果胶的稳定作用尤为重要。

在速溶饮料中，果胶可以增加饮料的黏度和稠度，使饮料在冲泡后具有更浓郁的口感和更好的质感。它还能防止饮料在冲泡过程中出现分层、沉淀等现象，保证饮料的均匀性和稳定性。对于添加了维生素 C 或蛋白质的儿童食品饮料，果胶可以与这些营养成分相互作用，形成稳定的体系，防止加酸时牛奶蛋白质出现凝结。维生素 C 在酸性环境下易被氧化，蛋白质则易变性沉淀，果胶通过胶体作用减少这些现象的发生，从而保持饮料的品质和营养价值。例如，在一些儿童维生素 C 强化饮料粉中添加果胶，能够使饮料在冲泡后口感更加醇厚，营养成分更加稳定，满足儿童对营养和口感的需求。

4. 应用于制作高级糖果食品

果胶在糖果制作中常作为凝胶剂使用，尤其适合制作高级糖果食品，如果胶软糖。果胶软糖以其独特的口感和风味受到消费者的喜爱。

在制作果胶软糖时，果胶能够与糖、酸等成分相互作用，形成具有弹性和韧性的凝胶结构。这种凝胶结构不仅赋予了软糖良好的口感，还能保持软糖的形状和稳定性。与其他凝胶剂相比，果胶制作的软糖具有更好的透明度和光泽度，外观更加诱人。同时，果胶软糖的风味可以根据不同的需求进行调配，加入各种水果汁、香料等，可使软糖具有丰富的口味选择。

此外，果胶软糖还具有一定的营养价值。果胶本身是一种膳食纤维，有助于促进肠道蠕动，可预防便秘等肠道问题。与其他糖果相比，果胶软糖在满足消费者对甜食需求的同时，还能提供一定的健康益处。例如，一些以水果为原料的果胶软糖，不仅保留了水果的营养成分，还通过果胶的凝胶作用，使水果的风味更加浓郁，口感更加丰富，成为消费者喜爱的健康糖果选择。

5. 果胶在其他食品中的应用前景展望

除了上述常见的食品应用外，果胶在烘焙食品、冷冻食品等领域也有着潜在的应用价值。在烘焙食品中，果胶可以改善面团的质地和弹性，增加面包、蛋糕等产品的柔软度，延长保鲜期。它还能在烘焙过程中形成一层保护膜，防止水分过度蒸发，保持产品的口感和风味。

在冷冻食品中，果胶可以作为稳定剂和增稠剂，防止冷冻过程中食品的质地变化和冰晶形成对食品结构的破坏。例如，在冰淇淋中添加适量的果胶，能够使冰淇淋的口感更加细腻、顺滑，减少冰晶感，提高产品的品质。

随着消费者对健康、天然食品的需求不断增加，果胶作为一种天然的食品添加剂，其应用前景将更加广阔。未来，可以通过进一步的研究和开发，探索果胶在不同食品中的最佳应用条件和配方，提高果胶的应用效果和产品质量。同时，加强对果胶生产技术的改进和创新，降低生产成本，提高果胶的产量和质量，以满足食品工业不断增长的需求。相信在不久的将来，果胶在食品工业中会发挥更加重要的作用，为消费者带来更多健康、美味的食品选择。

第二节 色素的提取

近年来，随着消费者对食品安全与健康需求的提升，从植物中提取天然色素替代人工合成色素已成为食品加工业的重要发展方向。天然色素不仅能减少化学合成物质对人体的潜在危害，还常兼具抗氧化、抗炎等生物活性。植物中的天然色素种类丰富，根据溶解性和化学结构可分为两大类：脂溶性色素包括叶绿素、类胡萝卜素以及姜黄色素；水溶性色素则以花青素和甜菜红碱为代表。此外，黄酮类色素也属于水溶性范畴，这类色素多呈黄色。

一、从葡萄皮渣中提取葡萄红色素

葡萄皮是制汁、白葡萄酒酿造工艺等过程的副产物，其中，紫色葡萄的葡萄皮含有丰富的红色素，这种天然红色素可广泛用于酒类、果汁饮料、果冻、果酱等制品的着色。

1. 皮渣处理

首先，使用破碎机将收集来的葡萄皮渣进行打碎处理。这一步骤的目的是增加皮渣与后续萃取液的接触面积，提高色素的萃取效率。打碎后的皮渣需按照其重量加入 1.1～1.5 倍的水，通过充分搅拌，使皮渣与水均匀混合，形成均匀的皮渣液，为后续的加热萃取做好准备。

2. 加热萃取

将上述制备好的皮渣液倒入锅中进行加热。加热温度需精确控制在 75～80℃，此温度范围既能保证色素的有效溶出，又能避免因温度过高导致色素分解或发生其他不利反应。在此温度下保温萃取 10min 后，加入 1200～2000mg/L 的 SO_2 作为护色剂。SO_2 的加入能够有效防止色素在后续处理过程中被氧化，保护色素的稳定性和色泽。继续保温 30min，使花色苷能够充分溶出到萃取液中，从而提高色素的提取率。

3. 冷却过滤

加热萃取完成后，将萃取液冷却至适宜温度，并进行粗滤操作，以除去其中的残渣。粗滤后的上清液需用酸调整 pH 值至 2.5～4.0。适宜的 pH 值有助于提高色素的稳定性和纯度。接着，向上清液中加入乙醇，并充分搅拌，使溶液混合均匀。静置一段时间进行浸提，在此过程中，蛋白质、果胶等杂质物质会充分沉淀，便于后续的分离操作。

4. 过滤

经过乙醇浸提后，溶液中会形成沉淀物。采用离心的方法，可以高效地除去这些乙醇浸提的沉淀物，得到较为纯净的上清液，为后续的浓缩和干燥步骤提供高质量的原料。

5. 浓缩

采用真空浓缩法对过滤后的上清液进行浓缩处理。浓缩条件为：温度 50～55℃，真空度 0.906～0.959MPa。在此条件下，水分能够快速蒸发，而上清液中的有效成分得以保留。浓缩过程持续进行，直至上清液变成红色膏状物，此时得到的葡萄皮浸膏即为成品Ⅰ。这种膏状物便于储存和运输，同时也为后续的进一步加工提供了方便。

6. 喷雾干燥

为了得到便于使用的粉剂产品，采用喷雾法对上清液（也可为浓缩后的浸膏进一步稀释处理后的溶液）进行干燥。喷雾干燥过程中，溶液被雾化成微小的液滴，与热空气充分接触，水分迅速蒸发，从而得到葡萄皮红色素的粉剂，即为成品Ⅱ。这种粉剂具有溶解性好、使用方便等优点，能够满足不同食品加工企业的需求。

二、胡萝卜素的提取

胡萝卜素是一类重要的天然食用色素，兼具食品着色与营养强化功能。其中 β-胡萝卜素作为典型的维生素 A 原类胡萝卜素，可在人体内转化为维生素 A（1 分子 β-胡萝卜素可生成 2 分子维生素 A），其转化效率受个体维生素 A 营养状态调节。β-胡萝卜素这类色素具有显著的抗氧化活性，能通过清除氧自由基、抑制脂质过氧化等机制发挥延缓衰老作用，流行病学研究显示其摄入量与某些癌症（如肺癌、乳腺癌）风险降低存在关联。目前，β-胡萝卜素作为功能性食品添加剂已广泛应用于乳制品、烘焙食品及保健食品领域，其安全性经联合国粮食及农业组织/世界卫生组织（FAO/WHO）联合专家委员会评估确认，每日允许摄入量（ADI值）为0～5mg/kg体重。

1. 原料选择

原料的质量直接关系到胡萝卜素的提取效果。应挑选深红色、质地紧密、不空心、不发软、无虫蛀且色素含量高的胡萝卜作为提取原料。深红色的胡萝卜通常含有更丰富的胡萝卜素，质地紧密、不空心、不发软保证了胡萝卜在后续处理过程中的完整性，减少了营养成分的损失。无虫蛀则避免了因虫害导致的胡萝卜素降解或污染，从而确保提取出的胡萝卜素具有较高的品质。

2. 浸提

浸提是提取胡萝卜素的关键步骤之一。以50%的乙醇作为浸提剂，乙醇与胡萝卜的比例为1.2∶1。使用1mol的盐酸调节pH值至4，在60℃下进行浸提，浸提时间为1h，并且需要连续提取三次。50%的乙醇具有良好的溶解性，能够有效提取胡萝卜中的胡萝卜素。调节pH值至4可以优化提取环境，提高胡萝卜素的溶解度。60℃的温度既能保证提取效率，又不会因温度过高而导致胡萝卜素分解。连续提取三次可以充分提取胡萝卜中的胡萝卜素，提高提取率。提取完成后进行过滤，合并三次滤液，以备后续处理。

3. 浓缩

浓缩过程分两次进行。第一次在回收乙醇后，将滤液浓缩至原体积的6.5%～10%。这一步骤可以减少溶液体积，提高胡萝卜素的浓度，同时回收乙醇以降低生产成本。第二次在除生味后，将色素液进一步浓缩至含花色苷20%左右。通过两次浓缩，可以得到符合后续加工要求的胡萝卜素浓缩液。

4. 去果胶

胡萝卜中含有果胶，会影响胡萝卜素的纯度和质量。采用果胶酶水解果胶，酶用量为0.15%～0.2%。酶解条件为pH值3～4，温度为30～40℃，时间为3～5h。在适宜的pH值和温度条件下，果胶酶能够高效地水解果胶。随后用等量的乙醇沉淀除胶，乙醇可以使水解后的果胶沉淀下来，从而去除杂质，提高胡萝卜素的纯度。

5. 除生味

胡萝卜提取液可能存在生味，影响产品的口感和品质。可将去掉果胶的色素液加入3%白皮白心萝卜汁，调节pH值至3.5，在35℃下处理1h。白皮白心萝卜汁中的成分可能与胡萝卜提取液中的生味物质发生反应，起到去除生味的作用。然后把色素液放入高压锅内，在尽量短的时间内升温至121℃，停止加热，立即放出全部蒸汽。这种高温瞬时处理可以进一步去除生味，同时避免胡萝卜素因长时间高温处理而分解。

6. 干燥

将浓缩液用喷雾干燥设备进行干燥。喷雾干燥可以在短时间内将浓缩液干燥成粉末状，保留胡萝卜素的活性和营养成分。干燥后的胡萝卜素粉末便于储存和运输，可以直接应用于食品、医药等领域。

三、辣椒红的提取

辣椒红是存在于辣椒中的类胡萝卜色素，可用于椒酱肉、辣味鸡等罐头食品的着色，也可用于饮料的着色。

1. 乙醇提取

首先，将辣椒进行粉碎处理，增加辣椒与提取溶剂的接触面积，以提高提取效率。把粉碎后的辣椒粉投入提取罐中，使用95%的乙醇作为提取溶剂进行连续提取。95%的乙醇具有良好的溶解性，能够有效地将辣椒中的辣椒红溶解出来。提取过程持续至提取液无红色为止，这表明辣椒中的辣椒红基本已被提取完全。随后，将得到的提取液进行蒸馏操作，去除其中的乙醇，最终可得到辣椒油浸膏。这一步骤不仅浓缩了辣椒红，还为后续的处理提供了较为纯净的原料。

2. 蒸馏、乙酸乙酯萃取

对辣椒油浸膏进行水蒸气蒸馏处理。水蒸气蒸馏可以馏去残余的乙醇，避免乙醇对后续步骤产生干扰。同时，这一过程还能部分蒸去辣味，使最终得到的辣椒红色素产品辣味更淡，更符合一些对辣味敏感产品的使用需求。蒸馏后，用乙酸乙酯对剩余物质进行萃取。乙酸乙酯能够进一步提取辣椒中的有效成分，得到辣椒油树脂。辣椒油树脂中含有较高浓度的辣椒红，为后续的纯化处理奠定了基础。

3. 碱水处理

取一定量的辣椒油树脂，加入20%的NaOH溶液进行碱水处理。料液比控制在1∶4.5，搅拌处理4h，同时控制温度为70℃。在这个条件下，碱水能够与辣椒油树脂中的某些成分发生化学反应，改变其溶解性和存在形式，为后续的除杂和分离创造有利条件。适当的温度和搅拌时间可以保证反应充分进行，提高处理效果。

4. 除杂处理

碱水处理后，缓缓加入氢氧化钙作为沉淀剂，料液比为1∶4。氢氧化钙能与游离脂肪酸反应，使其转化成难溶的钙盐，从而生成沉淀。同时，加入10%的盐酸，调节体系pH值至8～10。在此pH值范围内，含辣椒红色素的脂肪酸类和胺酚类能够以水溶性盐的形式充分游离出来。之后，将调酸后的沉淀通过离心操作去除，以分离出杂质。对离心后的液体进行低温干燥，干燥后的固形物再放入提取罐中，用乙酸乙酯连续提取至固形物无色为止，最后除去固形物。这一系列除杂处理步骤能够有效地去除辣椒油树脂中的杂质，提高辣椒红色素的纯度。

5. 蒸馏、干燥

对除杂处理后得到的提取液进行常压蒸馏，去除溶剂乙酸乙酯，使溶液进一步浓缩。然后，根据实际需求选择低温干燥或真空喷雾干燥的方式。低温干燥可以避免辣椒红色素因高温而分解，真空喷雾干燥则具有干燥速度快、产品质量好等优点。经过干燥处理后，即可得到粉末状辣椒红色素。将粉末状辣椒红色素进行包装，即为成品。

在整个辣椒红提取过程中，需要严格控制各步骤的操作条件，如溶剂用量、温度、时间、pH 值等，以确保提取出的辣椒红色素具有较高的纯度和质量，满足不同领域的应用需求。

第三节 香精油的提取

香精油具有很高的经济价值和实用价值，在食品、日用化工及医药等工业上应用十分广泛。迄今为止，世界上已提取出来的香精油有 3000 种以上，有商业价值的为 500 种左右。我国有香料植物 62 科 400 余种，其中不少品种在世界上占有重要地位，甚至是唯一的生产品种。柑橘、薄荷等都是重要香精油提取原料。下面介绍提取香精油的主要方法。

一、蒸馏法

一般香精油的各种组分沸点较低，受热时随同水蒸气挥发，在冷凝时与水蒸气同时冷凝，但香精油不溶于水，密度小，因而可进一步分离纯化。该方法在提取香精油时用得最多。

蒸馏方式主要有三种。

1. 水中蒸馏法

水中蒸馏法是将原料完全浸入蒸馏锅的水中，加热沸腾使水蒸气和精油溢出，再经过冷凝，使精油和水分离的一种方法。该法除不适用于沸水中精油易溶解、分解或水解的植物外，广泛适用于多种植物。但是，水中蒸馏法也有缺点，如加热温度较高，可能导致精油的某些成分分解；过热会使植物材料焦化，影响产品质量；温度高，低沸点和水溶性组分容易缺失。

2. 水上蒸馏法

水上蒸馏法是指在蒸馏锅的下部设置一块多孔的隔板，将切分或不切分的原料置于隔板上，然后加热蒸馏锅，使隔板下的水沸腾，精油被水蒸气从原料中蒸出，再冷凝分离的一种方法。该法原料与水不直接接触，精油中的低沸点组分不会溶解，设备简单，适合多种植物精油的提取。

3. 水蒸气蒸馏

水蒸气蒸馏是用蒸汽锅炉产生的蒸汽将香精油原料组织中的芳香成分蒸馏出来的方法。该方法可用于大规模生产，除细的粉末易被蒸汽黏着而结块外，其他原料均可适用，种子、根、木质原料利用此法最为适宜。

二、浸提法

浸提法是应用有机溶剂把香精油提取出来的方法。浸提法又可分为以下三种。

1. 油脂冷浸法

油脂冷浸法是指在常温下以油脂或石蜡油从原料中萃取其芳香成分（所得的含香油脂称为“香脂”），然后用乙醇浸提香脂，再经蒸馏分离乙醇获得成品的技术。

该方法较适用于采摘之后仍有继续发香生理作用的原料。

2. 油脂温浸法

该方法基本同油脂冷浸法，不同的是在稍加温的条件下浸提。该方法较适合采摘后生理活动立即停止的原料的香精油提取。

3. 溶剂浸提法

溶剂浸提法是指利用有机溶剂如乙醇、乙醚、环已烷、正已烷、石油醚、丙酮等为提取剂，制取精油的技术。溶剂的性质不同，适合的原料也不同，如乙醇不能作为花瓣精油的提取剂，否则会因其吸收香气，导致制品香气不足；丙酮适合含酚类精油的提取；氯仿则适合含胺类化合物的精油提取。因此，应针对不同的植物材料和精油成分，选用不同的有机溶剂，如沙田柚皮精油宜用石油醚、乙醚、环已烷作为提取剂，氯仿则不适合。

三、磨榨法

磨榨法包括冷磨法和冷榨法，其应用面较窄。其中，冷磨法主要用于各类柑橘原料香精油的提取。柑橘果实的芳香油主要分布在果皮的油胞中，其基本原理是使这些油胞破裂使香精油流出。此外，姜、蒜等香精油的提取也可采用冷榨法。

1. 冷磨法

冷磨法是针对柑橘类水果提取香精油而设计的一种方法。一般是将坚实的柑橘全果，按大小分级，漂洗，并用 0.5%碳酸钠溶液浸泡 1～3min，以除去果实表面蜡质。碳酸钠溶液每小时补充 0.25%，每 4h 更换一次。然后将原料送入有齿轮、磨壁有针刺的磨油机中，磨破或刺破果实表皮的油胞，使芳香油流出，再喷水冲洗。获得的油水混合物经过滤，高速离心分离（6000r/min 的油水分离机），最后将香精油在 5～10℃条件下，静置 5～7 天，让杂质沉淀，过滤并包装。提取香精油后的果实可供榨汁、制酱、作橘饼使用，果皮还可进一步提取果胶。

2. 冷榨法

冷榨法是将原料经预处理后，施加一定压力，榨出香精油及水分等杂质，然后经过滤、离心、静置，最后过滤并包装为成品的一种香精油提取方法。

四、吸附法

在香料的加工中，吸附法的应用远较蒸馏法、浸提法为少。在水蒸气蒸馏时，分去精油的馏出水常常溶解有一部分精油，这部分精油的回收可以用活性炭吸附法。处于气体状态香气成分的回收也可采用吸附法。常用的吸附剂有硅酸和活性炭。活性吸附剂吸附的精油达饱和以后，再用溶剂浸提脱附，蒸去溶剂，即得吸附的精油。

五、超临界 CO_2 萃取技术

利用超临界 CO_2 萃取技术（SFE）提取植物精油是基于超临界流体（SCF）特

殊的理化性质。与传统的精油提取方法相比，超临界CO_2萃取技术在植物精油、香气提取中显示出很大的优势，制得的产品具有传统工艺所无法比拟的优点，如单萜烃类较少，有较多的头香成分等。因为萃取是在低温下进行的，底香较好，香气持久，可有效防止对热敏性及化学不稳定性组分的破坏，更适于香辛料的萃取。

六、液氮冷冻研磨技术

这项技术主要是利用液氮从液态转化为气态时可产生－112℃低温的性质，将液氮喷洒在物料表面，使物料在8s内迅速降到－70℃左右，改变物料的脆性、韧性等，使物料更加容易粉碎。

与常温研磨相比，液氮冷冻研磨具有以下优点：降低了研磨温度，从而显著降低了精油的挥发性，减少了精油损失，一般精油的损失量仅为常温研磨的1/400～1/300。由于芳香物质被液氮包围，不仅降低了风味物质的氧化，风味成分的氧化变质也受到了抑制。液氮冷冻后，研磨香料颗粒的物理结构得到了改良，从而使有效成分在制品中得到更好的保护。

第四节　糖苷类物质的提取

糖苷类是糖与醛、酚、醇等含烃基化合物通过苷键结合形成的化合物。在柑橘类果实中含有橙皮苷、柚皮苷、柠檬苷等多种糖苷类，苷类大多具有苦味，这是柑橘类果实苦味的来源，有些苷类本身虽不显出苦味，但当它与酸接触发生水解时即可尝出苦味，这是在加工中或者腐败的果实中产生苦味的原因。在综合利用中以提取橙皮苷及柚皮苷为主，它们在医药上可用来防治动脉硬化、心肌梗死、心血管脆弱等疾病，此外还有治疗伤风感冒的功效。尽管它们含量低微，但应尽量加以提取，其制取方法如下。

一、橙皮苷的提取

纯橙皮苷（$C_{28}H_{34}O_{15}$）为白色细针状晶体，带苦味，熔点258～262℃。橙皮苷广泛存在于柑橘的果皮和橘络中，其中甜橙、酸橙、温州蜜柑、红橘等均含有丰富的橙皮苷。橙皮苷主要溶于碱液、热酒精及热甲醇，在冷水、冷酒精中几乎不溶，在热水中也极难溶解。生产上正是利用它的这种溶解特性，常采用热酒精、甲醇等溶剂提取或碱液提取两种方法。前者所得橙皮苷质量高，但耗用溶剂多、成本较高；后者方法简便，但得率较低，且杂质较多。现将这两种提取方法介绍如下。

1. 溶剂提取法

新鲜橙皮最好削去油胞层，以白皮层作原料，将其破碎，用清水洗净，并用热水煮10min，压榨除去过多的水分，再用90％冷酒精浸8h，酒精用量为果皮的1倍左右。这一系列处理的目的是洗净除杂，以保证成品的纯度及色泽。将上述处理过的果皮放入装有回流装置的容器内，加入浓度为50％的酒精，其用量为果皮的2～

3倍。将容器密封，在水浴中加热回流抽提，温度控制在80℃以下。抽提1.5h后，滤出抽提液，并将残渣内液体压出，加入到抽提液中。将抽提液蒸馏，回收酒精，冷却3～4h后即见大量结晶析出，静置让其充分沉淀，最好在低温下进行，得率较高。沉淀后用虹吸法除去上层清液，再用离心机将沉淀物中的水分尽量除去。最后在70℃温度下烘干。所得成品颜色洁白，纯度较高，一般得率约为0.3%。

2. 碱液浸泡法

此法主要是利用橙皮苷能溶解在碱液中转变为黄色橙皮苷的特性，其性质不稳定，遇酸会立即析出橙皮苷，可与前述提取香精油的压榨法配合进行。在压榨法提取香精油时，为了提高压榨效率，会将果皮浸泡于饱和石灰水中，石灰水可重复浸泡3次，使浸提液中有较多的橙皮苷，以此为原料提取橙皮苷。此外，在用其他方法提取香精油后的果皮也可作为原料。需注意调整饱和石灰水的pH值，整个浸泡过程应保持pH值在11以上，每次浸泡时间为6～12h。浸泡完毕后，将浸提液过滤，滤液要求透明，无细小颗粒。然后在滤液中加盐酸中和酸化至pH值为4.5～5，在70～90℃条件下保温1h左右，逐渐析出灰白色或黄色结晶颗粒，让其自然沉降，与溶液分离。试验结果证明，在不同pH值、不同温度下处理，产品得率差异较大。将沉淀物与溶液分离后，用虹吸法除去上层清液，用离心机除去沉淀物中的水分，在较低温度下及时烘干，然后粉碎过筛，即得到灰白色或橙黄色粉末状的橙皮苷粗制品。

二、柚皮苷的提取

柚皮苷（$C_{27}H_{32}O_{14}$）在葡萄柚的果皮中最多，味极苦，也称苦味素。柚皮苷易溶于水，其溶解度随温度的提高而增大，在稀酸中则易水解。抽提时，可将果皮破碎，加水浸没，水的用量不宜过多，煮沸10min，滤出抽提液，可以用抽提液多浸几次新鲜原料，尽量提高其中抽提物的含量。最后以真空浓缩3～5倍以上，静置冷却。最好在0～3℃的低温下静置，结晶析出后，待其充分沉淀后再分离，分出的清液可再用做抽提，以避免其中抽提物的损失。所得的沉淀以60℃烘干，粉碎后即为粗制成品。

第五节　酶的提取

一、菠萝蛋白酶的提取

菠萝蛋白酶是菠萝加工副产物综合利用的重要产品之一。由于菠萝蛋白酶具有很强的分解蛋白质的能力，因此用途极为广泛。工业上常用于皮革脱毛、蚕茧脱胶、肉类嫩化、明胶制造、啤酒澄清等；特别在医疗领域，用于治疗水肿及多种炎症。生产中常用的提取纯化方法主要有吸附法和单宁法两种。

1. 吸附法

(1) 压榨　把加工后的菠萝皮洗净用压榨机压出汁液，然后按汁液体积加入

0.05%的苯甲酸钠（防腐剂），置于4℃冰箱或冷库中保存备用。

(2) 吸附　将汁液移入搪瓷缸中，边搅拌边加入4%的白陶土（又称高岭土），于10℃左右吸附30min，然后静置过夜。翌日吸去上层清液，收集下层白陶土吸附物。

(3) 洗脱　在上述白陶土吸附物中加入7%氢氧化钠溶液，调节pH值至7.0左右，再加入吸附物重50%的硫酸铵粉末，搅拌40min后进行洗脱，然后压滤，弃去杂物，收集滤液。

(4) 盐析　将压滤液收集到搪瓷桶中，用1∶3的盐酸（即1份浓盐酸加3份水）调节pH值至5.0左右，边搅拌边加入压滤液重25%的硫酸铵粉末，待硫酸铵完全溶解后，置于4℃的环境中过夜，离心弃去上层清液，收集下层盐析物，得粗品。

(5) 溶解　将粗品放入另一搪瓷桶中，加入10倍量的水，用16%的氢氧化钠溶液调节pH值至7.0～7.5，搅拌使其溶解，然后过滤，除去杂质，收集滤液。

(6) 沉淀、干燥　边搅拌边用1∶3的盐酸调节上述滤液的pH值至4.0，然后静置使酶析出，于离心机上分离出沉淀物，弃去离心液，沉淀冷冻干燥即得菠萝蛋白酶产品。

2. 单宁法

(1) 压榨　将菠萝茎切成小块，用压榨机压出汁液。

(2) 去杂质　将汁液移入搪瓷缸中，在搅拌条件下加入汁液重10%的固体氯化钠，然后于10℃的环境中放置13h左右，过滤分出滤液。残渣加入等量水后，再加入10%固体氯化钠，然后用柠檬酸调节pH值至4.5左右，搅拌均匀，浸泡40min，过滤分离出滤液（合并两次滤液）。

(3) 沉淀　将滤液移入搪瓷桶中，在搅拌条件下，按滤液体积加入0.05%的乙二胺四乙酸二钠（EDTA-2Na）、0.06%的二氧化硫、0.02%的维生素C（作稳定剂）及0.6%左右的鞣酸，于4℃条件下静置10h，然后离心分离出沉淀物。

(4) 洗脱、干燥　将沉淀物放入搪瓷桶中，加入2～3倍量的pH值4.5的抗坏血酸溶液，搅拌洗脱40min，然后过滤，收集滤液，减压干燥，即得菠萝蛋白酶产品。

二、超氧化物歧化酶的提取

超氧化物歧化酶（SOD）是广泛存在于生物体内的一种金属酶，是清除人体内超氧阴离子自由基的最佳催化剂之一，因而受到广泛重视。国内外都在开展SOD在延缓衰老方面的基础研究，并且在治疗风湿性关节炎、放射治疗后引发的炎症及免疫系统疾病方面开展了临床应用研究。目前，SOD已成为众多制药厂、日化厂和食品加工厂的重要功能性原料之一。

1. 破碎

破碎是SOD提取的第一步，其目的是破坏细胞结构，使细胞内的SOD释放到细胞外，便于后续的提取操作。通常将蒜瓣置于高速组织捣碎机中进行破碎处理。

在破碎过程中，需要加入2倍蒜瓣重的0.05mol/L、pH值为7.8的磷酸盐缓冲溶液。该缓冲溶液的使用至关重要，它能够维持提取环境的pH值稳定，为SOD提供适宜的生存条件，防止因pH值变化导致酶活性降低或失活。同时，缓冲溶液在使用前应冷藏，保持其温度在0～4℃。低温环境有助于抑制细胞内酶的活性，减少细胞自溶，降低杂蛋白的释放，从而提高SOD的提取纯度。高速破碎能够充分破坏细胞壁和细胞膜，使细胞内的SOD尽可能多地释放出来，为后续步骤提供充足的原料。

2. 提取

在破碎后的浆液中，加入同体积的0.05mol/L、pH值为7.8的磷酸盐缓冲溶液。这一步骤可以进一步稀释浆液，降低杂蛋白等杂质的浓度，同时为SOD提供更适宜的提取环境。将混合液置于0～4℃的冰箱中放置24h，低温环境能够减缓酶的降解和杂蛋白的释放，有利于SOD的稳定存在和充分溶解。之后，使用冷冻离心机在5000r/min、2～4℃的条件下离心20min。离心过程中，由于SOD与杂蛋白等物质的密度不同，在离心力的作用下会发生分层。SOD主要存在于上清液中，而沉淀部分则多为细胞碎片、杂蛋白等杂质。通过离心操作，弃去沉淀，即可得到SOD提取液。此提取液中含有一定量的SOD，但同时也存在一些杂蛋白，需要进一步纯化。

3. 除杂蛋白

为了获得更纯净的SOD，需要去除提取液中的杂蛋白。在提取液中加入0.25倍体积的氯仿-乙醇溶液（氯仿∶乙醇=1∶1）。氯仿-乙醇溶液能够使杂蛋白变性沉淀，而SOD则相对稳定，仍保留在溶液中。迅速搅拌15min，使氯仿-乙醇溶液与提取液充分混合，确保杂蛋白能够充分变性。搅拌完成后，立即在冷冻离心机中，于5000r/min、2～4℃条件下离心20min。离心后，杂蛋白形成的沉淀会聚集在离心管底部，弃去沉淀，即可得到SOD粗酶液。经过这一步骤，SOD的纯度得到了显著提高，但仍可能含有少量的杂质，需要进一步处理。

4. 沉淀

沉淀步骤的目的是使SOD从粗酶液中析出，便于后续的分离和纯化。在SOD粗酶液中加入等体积的冷丙酮。冷丙酮能够降低SOD的溶解度，使其从溶液中沉淀出来。搅拌15min，使冷丙酮与粗酶液充分混合，促进SOD的沉淀。搅拌完成后，立即在冷冻离心机中，于5000r/min、2～4℃条件下离心20min。离心后，SOD沉淀会聚集在离心管底部，弃去上清液，即可得到SOD沉淀。此时得到的SOD沉淀纯度较高，但含有一定的水分，需要进行干燥处理。

5. 干燥

干燥是将SOD沉淀中的水分去除，得到稳定的SOD酶制剂的关键步骤。可采用冷冻升华干燥的方法对SOD沉淀进行干燥。冷冻升华干燥是在低温下将物料中的水分直接从固态升华为气态，避免了高温对SOD活性的破坏。在干燥过程中，需要严格控制温度和压力等参数，确保SOD的活性不受影响。经过冷冻升华干燥后，即可得到SOD酶制剂。该酶制剂具有良好的稳定性和活性，可用于制药、日化和食品加工等领域。

在SOD的提取过程中，各操作要点相互关联、相互影响，任何一个环节的失误都可能导致SOD的提取效率降低或活性受损。因此，需要严格按照操作规程进行操作，确保提取得到的SOD具有较高的纯度和活性。

第九章 新型果蔬加工技术及应用

第一节　新型果蔬加工灭菌技术

一、超高压灭菌技术

（一）原理

超高压灭菌技术是在常温或低温环境下，对处于包装或未包装状态的果蔬施加100～600MPa的超高静水压力。这个压力值极为惊人，想象一下，深海中如此巨大的压力对生物会产生怎样的影响，超高压灭菌技术正是利用这种高压环境破坏微生物的细胞结构，从而达到灭菌效果。

当果蔬被置于超高压环境中时，微生物的细胞膜结构会受到严重破坏。细胞膜是微生物维持生命活动的重要屏障，它控制着物质的进出。在超高压的作用下，细胞膜的完整性被打破，细胞内的物质会外泄，同时外界的有害物质也可能进入细胞内，导致微生物无法正常进行代谢活动。此外，超高压还会抑制微生物体内酶的活性。酶是微生物进行各种生化反应的催化剂，酶活性被抑制后，微生物的生命活动就会受到极大限制，最终导致其死亡。

（二）特点

1. 非热加工

超高压灭菌技术最大的优势之一就是非热加工。在灭菌过程中，温度通常低于45℃。与传统的热灭菌技术相比，这种低温处理方式能够最大程度地保留果蔬中的营养成分和风味物质。以草莓为例，草莓中含有丰富的维生素C和独特的香气成分。传统的热灭菌技术可能会使维生素C大量流失，香气成分也会被破坏，导致草莓汁的口感和营养价值大打折扣。而采用超高压灭菌技术处理草莓汁，可以很好地保留维生素C和草莓的香气，让消费者能够品尝到更加新鲜、美味的草莓汁。同样，菠菜中含有大量的叶绿素，超高压灭菌技术可以避免叶绿素在高温下被破坏，使菠菜制品保持翠绿的色泽。

2. 均匀灭菌

超高压灭菌具有均匀灭菌的特点。在超高压环境中，压力能够瞬间传递至物料的各个部位，不存在灭菌死角。这是因为液体（或物料中的水分）在高压下具有良好的传递压力的特性，能够迅速将压力均匀地分布到整个物料中。无论物料的形状如何复杂，是规则的立方体还是不规则的块状，都能得到均匀的灭菌处理。这与一些传统的灭菌方法形成了鲜明对比，例如热灭菌时，由于热量传递存在梯度，物料内部可能无法达到足够的灭菌温度，从而灭菌不彻底。

3. 适用液态/固态

超高压灭菌技术适用范围广泛，既可以处理液态的果蔬制品，如果汁、果酱，也可以处理固态的果蔬制品，如即食果蔬丁。对于液态制品，超高压能够均匀地作用于液体中的微生物，实现高效灭菌。对于固态制品，虽然物料内部可能存在一定的间隙，但液体成分能够传递压力，使得压力也能渗透到物料内部，达到灭菌的目的。这种广泛的适用性使得超高压灭菌技术在果蔬加工行业具有很大的发展潜力。

4. 能耗较高

然而，超高压灭菌技术也存在一些不足之处，其中能耗较高是一个较为突出的问题。超高压灭菌设备的投资非常大，一套完整的超高压灭菌设备价格昂贵，这对于很多中小企业来说是一个巨大的负担。而且，超高压灭菌通常采用批次生产的方式，每个批次的处理量有限，生产效率受到一定限制。此外，设备在运行过程中需要消耗大量的能源来维持高压环境，进一步增加了生产成本。

（三）应用

1. 冷榨果汁

冷榨果汁（not from concentrate，NFC）是指将新鲜水果直接榨汁后，不经过浓缩和复原过程，直接进行灭菌灌装的果汁。超高压灭菌技术非常适合用于冷榨果汁的生产。在保留果汁原有风味和营养成分的同时，能够有效杀灭其中的微生物，延长果汁的保质期。以NFC橙汁为例，经过超高压灭菌处理后，橙汁中的维生素C、橙皮苷等营养成分能够得到很好的保留，口感也会更加新鲜、纯正，深受消费者喜爱。

2. 即食鲜切水果

即食鲜切水果是近年来非常受欢迎的果蔬产品，其方便消费者食用，无须再进行清洗、切块等操作。但鲜切水果在加工过程中容易受到微生物的污染，需要采用有效的灭菌技术来保证产品的安全性。超高压灭菌技术可以在不破坏水果口感和营养成分的前提下，杀灭鲜切水果表面的微生物，延长其货架期。例如，将切好的苹果块进行超高压灭菌处理后，苹果的口感依然脆爽，色泽依然鲜艳，能够在常温下保存较长时间。

3. 牛油果酱

牛油果酱是一种营养丰富、口感细腻的果蔬制品，但由于牛油果中含有丰富的营养成分，容易滋生微生物。超高压灭菌技术可以有效地杀灭牛油果酱中的微生物，同时保留牛油果的独特风味和营养成分。经过超高压灭菌处理的牛油果酱，质地细腻，口感醇厚，能够在市场上保持较好的品质和较高的竞争力。

4. 果蔬沙拉

果蔬沙拉通常由多种果蔬混合而成，其中可能含有各种微生物。超高压灭菌技术可以对整个果蔬沙拉进行灭菌处理，保证产品的卫生安全。而且，由于超高压灭菌是非热加工，不会破坏果蔬的口感和色泽，使得果蔬沙拉在灭菌后依然保持新鲜、美味的状态。消费者可以放心食用经过超高压灭菌处理的果蔬沙拉，享受健康、便捷的美食。

二、超声波灭菌技术

（一）原理

超声波灭菌技术主要依赖于20～100kHz的高频声波在液体介质中产生的独特“空化效应”来实现灭菌目的。当高频声波在液体中传播时，液体分子会受到周期性的压缩和稀疏作用。在稀疏阶段，液体中的局部压力降低，当压力低于液体的饱和蒸气压时，液体中就会形成微小的气泡，这些气泡被称为空化核。

随着声波的继续传播，空化核会不断生长和扩大，形成较大的气泡。当声波进入压缩阶段时，气泡受到挤压，体积迅速缩小。当压力达到一定程度时，气泡会剧烈崩塌。在气泡崩塌的瞬间，会产生极高的压力和温度，局部温度甚至可达5000K，同时还会释放出强大的冲击波和高速微射流。

这些极端条件会对微生物造成毁灭性的打击。微生物的细胞壁在冲击波和高速微射流的作用下被撕裂，细胞膜的完整性被破坏，细胞内的物质会外泄，导致微生物无法正常进行代谢活动，最终死亡。此外，高温也会对微生物的蛋白质和核酸等生物大分子造成不可逆的损伤，进一步加速微生物的死亡。

（二）特点

1. 温和高效

超声波灭菌技术具有温和高效的特点。在实际应用中，常将其与轻热处理（50～60℃）或消毒剂（如臭氧）协同使用，以提升灭菌效率。轻热处理可以增加微生物细胞膜的通透性，使超声波更容易作用于细胞内部，同时也能加速微生物的代谢活动，使其对超声波的作用更加敏感。消毒剂则可以与超声波产生协同杀菌作用，增强对微生物的杀灭效果。例如，在果蔬汁杀菌过程中，将超声波处理与50℃左右的轻热处理相结合，可以在较短的时间内达到较好的灭菌效果，同时又能避免高温对果蔬汁品质的破坏。

2. 保留活性成分

对于果蔬中的热敏性成分，如多酚、抗氧化剂等，超声波灭菌技术具有很好的保护作用。传统的热灭菌技术往往会导致这些活性成分的大量损失，而超声波灭菌在常温或低温下进行，对热敏性成分的破坏较小。多酚类物质具有抗氧化、抗炎等多种生理活性，抗氧化剂能够清除体内的自由基，延缓衰老。采用超声波灭菌技术处理果蔬制品，可以最大程度地保留这些活性成分，使果蔬制品具有更高的营养价值和保健功能。

3. 绿色安全

超声波灭菌技术是一种绿色安全的灭菌方法。在整个灭菌过程中，不使用任何化学添加剂，因此不会产生化学残留，这对于生产有机食品来说尤为重要。有机食品要求在生产过程中不使用化学合成的农药、化肥、添加剂等，超声波灭菌技术完全符合这一要求。它可以为有机果蔬制品的生产提供一种安全、可靠的灭菌解决方案，满足消费者对绿色、健康食品的需求。

4. 穿透力弱

然而，超声波灭菌技术也存在一定的局限性，其中最突出的就是其穿透力较弱。超声波在传播过程中会受到介质的吸收和散射，能量会逐渐衰减。对于固态物料，超声波很难穿透到物料内部，导致对固态物料内部的灭菌效果有限。例如，对于一些块状的果蔬制品，超声波只能对物料表面和近表面的微生物起到较好的杀灭作用，而对于物料内部的微生物则难以有效处理。

（三）应用

1. 果蔬汁杀菌

果蔬汁在生产过程中容易受到微生物的污染，如细菌、霉菌、酵母菌等。这些微生物不仅会影响果蔬汁的品质和口感，还可能对人体健康造成危害。超声波灭菌技术可以有效地杀灭果蔬汁中的微生物，同时保留果蔬汁的营养成分和风味。在果蔬汁生产线上，将超声波灭菌设备与其他处理设备相结合，可以实现连续、高效的杀菌作业。例如，经过超声波灭菌处理后的苹果汁，微生物指标符合果汁类产品的国家标准，同时苹果汁中的维生素C、多酚等营养成分得到了较好的保留，口感也保持了清爽、香甜的特点。

2. 鲜切蔬菜清洗

鲜切蔬菜在切割过程中，蔬菜的组织结构被破坏，容易滋生微生物。而且，鲜切蔬菜通常直接供消费者食用，对卫生安全要求较高。超声波灭菌技术可以用于鲜切蔬菜的清洗过程，通过空化效应产生的冲击波和微射流，去除蔬菜表面的微生物和污垢。在清洗过程中，可以结合适量的水或清洗剂，提高清洗效果。例如，对于生菜和胡萝卜等鲜切蔬菜，采用超声波清洗技术后，蔬菜表面的微生物数量显著减少，同时蔬菜的色泽和口感也得到了保持。

3. 果酱预处理

在果酱生产过程中，为了延长果酱的保质期和提高产品的安全性，需要对原料进行灭菌处理。超声波灭菌技术可以作为果酱生产的预处理手段，对果蔬原料进行初步灭菌。通过超声波处理，可以杀灭原料表面和部分内部的微生物，减少后续加工过程中的微生物污染风险。同时，超声波处理还可以促进果蔬细胞内物质的释放，提高果酱的出汁率和品质。例如，在草莓酱生产中，对草莓原料进行超声波预处理后，草莓酱的色泽更加鲜艳，口感更加浓郁，微生物指标也得到了有效控制。

三、脉冲电场灭菌技术

（一）原理

脉冲电场灭菌技术是一种基于电场作用的创新灭菌方法。在具体操作中，将需要处理的果蔬置于两个电极之间，随后施加短时高压脉冲电场。这个电场的强度通常在 15～80kV/cm 范围内，脉冲宽度达到微秒（μs）级别。

当果蔬置于这样的电场环境中时，微生物细胞则会受到电场的强烈作用。微生物细胞膜作为细胞的重要保护屏障，具有一定的电学特性。在短时高压脉冲电场的作用下，细胞膜两侧会形成巨大的电位差。当这个电位差超过细胞膜所能承受的临界值时，细胞膜就会被击穿。击穿后的细胞膜会形成不可逆的孔洞，这些孔洞破坏了细胞膜的完整性，使得细胞内的物质如离子、蛋白质等开始外泄，同时外界环境中的物质也可能进入细胞内，导致细胞内的渗透压平衡被打破，正常的生理代谢活动无法进行，最终导致微生物细胞死亡。

（二）特点

1. 超快速

脉冲电场灭菌技术具有超快速的特点。单次处理过程仅需毫秒级的时间，这种极短的处理时间使得它非常适合应用于连续化生产流程中。在现代化的果蔬加工生产线上，产品的生产效率至关重要。传统的灭菌技术可能需要较长的处理时间，从而限制了生产线的速度和产量。而脉冲电场灭菌技术能够在瞬间完成灭菌操作，不会成为生产流程中的瓶颈环节。例如，在果汁生产线中，果汁可以快速地通过脉冲电场处理装置，实现连续、高效的灭菌处理，大大提高了生产效率。

2. 低温节能

该技术在灭菌过程中物料温升小于 10℃，能耗仅为热杀菌的 10%。在热杀菌过程中，为了达到灭菌效果，需要将物料加热到较高的温度，这不仅会消耗大量的能源，还会对果蔬中的营养成分和风味物质造成破坏。而脉冲电场灭菌技术利用电场作用直接杀灭微生物，无须通过加热的方式，因此物料的温度变化很小。低温处理可以最大程度地保留果蔬中的热敏性成分，如维生素、酶活性物质等。同时，由于能耗低，企业在生产过程中可以节省大量的能源成本，提高经济效益。

3. 限于导电物料

然而，脉冲电场灭菌技术也存在一定的局限性，它主要适用于液态或半流体（如果浆）的物料。这是因为脉冲电场需要在导电介质中才能有效地传递和发挥作用。对于固态的果蔬物料，电场难以均匀地穿透整个物料，无法对物料内部的微生物进行有效杀灭。例如，对于整个的苹果或胡萝卜等固态果蔬，脉冲电场灭菌技术很难达到理想的灭菌效果。但对于苹果汁、番茄汁等液态物料以及果浆等半流体物料，施加的电场可以均匀分布在物料中，实现高效的灭菌处理。

（三）应用

脉冲电场灭菌技术在果汁灭菌方面具有广阔的应用前景。以苹果汁和番茄汁为例，这两种果汁在市场上非常受欢迎，但在生产过程中容易受到微生物的污染。传统的热灭菌方法虽然可以杀灭微生物，但会对果汁的口感和营养成分造成一定的影响。而脉冲电场灭菌技术可以在低温下快速杀灭果汁中的微生物，同时保留果汁的天然风味和营养成分。经过脉冲电场灭菌处理的苹果汁和番茄汁，口感更加新鲜、纯正，维生素 C、多酚等营养成分的含量也更高，更受消费者的青睐。

四、紫外线灭菌技术

（一）原理

紫外线灭菌技术主要依赖于短波紫外线（UVC）波段（波长 200～280nm）的紫外线来实现对微生物的杀灭作用。UVC 波段的紫外线具有较高的能量，当它照射到微生物身上时，会与微生物细胞内的 DNA 或 RNA 发生相互作用。

DNA 和 RNA 是微生物遗传信息的载体，DNA 通常以双螺旋结构的形式存在，RNA 则多为单链结构，二者均由碱基通过氢键等连接形成特定构象。UVC 紫外线能够被 DNA 或 RNA 中的碱基吸收，导致碱基之间形成新的化学键，如嘧啶二聚体。这些异常的化学键会破坏 DNA 或 RNA 的双螺旋结构，使其发生扭曲和变形。一旦 DNA 或 RNA 的结构被破坏，微生物在复制过程中就无法准确地读取遗传信息，从而导致复制过程出现错误甚至完全停止。由于微生物的繁殖依赖于 DNA 或 RNA 的正常复制，丧失了复制能力后，微生物就无法继续增殖，最终走向死亡。

（二）特点

1. 无残留、低成本

紫外线灭菌技术具有无残留和低成本的显著优势。从无残留方面来看，在灭菌过程中，紫外线只是通过光能作用于微生物，不会在果蔬产品或生产环境中留下任何化学物质。这与一些化学灭菌方法形成了鲜明对比，化学灭菌方法可能会使用消毒剂等化学物质，这些物质可能会在产品中残留，对人体健康造成潜在威胁。而紫外线灭菌技术则完全避免了这一问题，保证了产品的安全性。

在成本方面，紫外线灭菌设备的结构相对简单，主要由紫外线灯管、反射罩、电源等部件组成。其制造和维护成本较低，运行费用也不高。紫外线灯管的寿命相对较长，更换成本较低，而且在使用过程中只需要消耗少量的电能，不需要像一些复杂的灭菌设备那样消耗大量的能源或其他资源。因此，对于果蔬加工企业来说，采用紫外线灭菌技术可以有效地降低生产成本。

2. 表面灭菌

然而，紫外线灭菌技术也存在一定的局限性，其中最突出的就是其穿透力弱，仅适用于透明液体或物料表面的灭菌。紫外线在传播过程中容易被物质吸收和散射，难以穿透到物料内部。对于透明液体，如一些清澈的果蔬汁，紫外线可以在一定程度上穿透液体表面，对液体中的微生物起到一定的杀灭作用，但穿透深度仍然有限。对于固态物料，紫外线只能对物料表面进行灭菌处理。例如，对于鲜切果蔬，紫外线只能对其表皮进行杀菌，对于果蔬内部可能存在的微生物则无法有效处理。

3. 需充分暴露

为了确保紫外线灭菌的效果，需要保证微生物能够充分暴露在紫外线的照射下，避免出现阴影区。在实际应用中，物料的形状、摆放方式等因素的影响，可能会导致部分区域无法被紫外线照射到，从而形成阴影区。这些阴影区内的微生物因无法被紫外线杀灭，从而影响整体的灭菌效果。因此，在使用紫外线灭菌技术时，需要对物料的摆放和照射方式进行精心设计，例如采用旋转式照射装置或合理安排物料的排列方式，以确保紫外线能够均匀地照射到物料的各个部位。

（三）应用

1. 果蔬汁透明液体灭菌

在果蔬汁生产中，紫外线灭菌技术常用于透明液体的灭菌处理。对于一些经过澄清处理的果蔬汁，如苹果汁、葡萄汁等，其液体较为清澈，紫外线可以较好地穿透。在果蔬汁的生产线上，可以安装紫外线灭菌装置，让果蔬汁在管道中流动时接受紫外线的照射。通过合理控制紫外线的照射强度和照射时间，可以有效地杀灭果蔬汁中的微生物，延长果蔬汁的保质期。同时，由于紫外线灭菌不会对果蔬汁的口感和营养成分造成明显影响，能够保证果蔬汁的品质。

2. 鲜切水果表面灭菌

鲜切水果在切割后，其表面容易受到微生物的污染。紫外线灭菌技术可以对鲜切水果的表面进行灭菌处理，提高产品的卫生安全性。例如，对于苹果片、香蕉片等鲜切水果，可以将它们放置在传送带上，通过紫外线照射区域。在照射过程中，需要注意调整传送带的速度和紫外线的照射强度，以确保水果片的各个表面都能得到充分照射。经过紫外线表面灭菌处理后的鲜切水果，其微生物指标可以得到有效控制，能够满足消费者的食用安全要求。

3. 包装材料消毒

在果蔬加工过程中，包装材料的卫生状况直接影响到产品的质量和安全性。紫外线灭菌技术可以用于包装材料的消毒处理。例如，对于塑料包装盒、包装袋等，可以将它们放置在紫外线消毒室内进行照射。在消毒室内，紫外线灯管均匀分布，能够确保包装材料的各个部位都能接受紫外线的照射。通过紫外线消毒处理，可以杀灭包装材料表面的微生物，防止微生物在包装过程中污染果蔬产品。同时，这种消毒方式不会对包装材料的性能和质量造成影响，保证了包装材料的正常使用。

五、高压二氧化碳灭菌技术

（一）原理

高压二氧化碳灭菌技术是在7～30MPa的高压条件下，利用液态或超临界CO_2（温度在31.1℃以上且压力超过7.38MPa时，CO_2进入超临界状态）对微生物进行灭菌。超临界CO_2具有独特的物理和化学性质，其兼具气体和液体的特性，具有高扩散能力和渗透性。

当CO_2处于高压状态时，无论是液态还是超临界态，它都能迅速渗透到微生物细胞内部。微生物细胞的细胞膜主要由脂质和蛋白质组成，由于CO_2具有溶解脂质膜的能力，在渗透过程中，CO_2会与细胞膜中的脂质发生相互作用，进而破坏细胞膜的结构完整性，使细胞膜的通透性发生改变。原本细胞膜对物质的进出具有严格的调控作用，当其结构被破坏后，细胞内的物质会外泄，同时外界环境中的物质也可能不受控制地进入细胞内。

此外，CO_2溶解在细胞内的水分中会形成碳酸，从而酸化胞内环境。细胞内的各种生物化学反应都需要在适宜的pH值环境下进行，酸化的胞内环境会干扰细胞内酶的活性，破坏细胞内的代谢平衡。在多种因素的共同作用下，微生物细胞无法维持正常的生理功能，最终导致细胞崩解死亡。

（二）特点

1. 低温无残留

高压二氧化碳灭菌技术的一个显著优点是低温无残留。在灭菌过程中，通常不需要较高的温度，一般可以在相对较低的温度（如低于60℃）下进行操作。这种低温处理方式可以避免高温对食品中热敏性成分的破坏，如维生素、酶活性物质等。同时，CO_2是一种天然物质，在灭菌完成后，它会迅速挥发，不会在食品中留下任何溶剂残留风险。与一些化学灭菌方法相比，高压二氧化碳灭菌技术更加安全、环保，符合现代消费者对食品质量和安全性的要求。

2. 保护风味色素

该技术对芳香物质丰富的果蔬具有很好的保护作用。在灭菌过程中，高压二氧化碳灭菌技术不会像高温灭菌那样对果蔬中的风味物质和色素造成严重的破坏。例如，对于杧果等富含芳香物质和色素的果蔬，采用高压二氧化碳灭菌技术可以在有效杀灭微生物的同时，最大程度地保留果蔬的天然风味和色泽。这使得经过灭菌处理的果蔬产品仍然具有良好的感官品质，能够满足消费者对高品质食品的需求。

3. 设备耐压要求高

然而，高压二氧化碳灭菌技术也存在一定的局限性，其中最主要的就是设备耐压要求高。为了实现7～30MPa的高压条件，灭菌设备需要具备较高的耐压性能。这就要求设备在设计和制造过程中采用特殊的材料和工艺，以确保设备在高压下的安全性和稳定性。因此，设备的制造成本相对较高，工业化应用的成本也较高。这对于一些小型企业来说，可能会增加其生产成本和投资风险。

（三）应用

1. 高附加值果蔬粉

高压二氧化碳灭菌技术可以应用于高附加值果蔬粉的生产，如草莓粉、姜粉等。在果蔬粉的生产过程中，需要杀灭其中的微生物，以保证产品的质量和安全性。传统的灭菌方法可能会对果蔬粉的风味、色泽和营养成分造成破坏，而高压二氧化碳灭菌技术可以在低温下有效杀灭微生物，同时保留果蔬粉的天然品质。经过灭菌处理的果蔬粉可以更好地保持其原有的风味和营养成分，提高产品的附加值和市场竞争力。

2. 香辛料灭菌

香辛料在食品加工中具有重要的作用，但它们也容易受到微生物的污染。高压二氧化碳灭菌技术可以用于香辛料的灭菌处理。在灭菌过程中，CO_2 可以渗透到香辛料的内部，杀灭其中的微生物，同时不会对香辛料的香气和风味造成明显的影响。经过灭菌处理的香辛料可以延长其保质期，提高食品的安全性和品质。

3. 功能性提取物杀菌

功能性提取物如精油等，在医药、化妆品和食品等领域具有广泛的应用。然而，这些提取物在生产过程中也容易受到微生物的污染。高压二氧化碳灭菌技术可以用于功能性提取物的杀菌处理。由于液态或超临界 CO_2 的溶解性和渗透性，它可以有效地杀灭提取物中的微生物，同时不会对提取物的活性成分造成破坏。这使得经过灭菌处理的功能性提取物可以更好地保持其生物活性和功能特性，为相关产品的开发和应用提供了保障。

六、冷等离子体灭菌技术

（一）原理

冷等离子体灭菌技术利用高压电场对气体（如空气、氦气等）进行电离，从而产生含有活性成分的低温等离子体。这些活性成分主要包括臭氧、自由基等活性粒子，以及紫外线等物理因子。

在高压电场的作用下，气体分子被电离，形成带正电和带负电的离子、电子以及处于激发态的原子和分子等。这些具有高能量的活性粒子会与微生物细胞发生相互作用。例如，自由基具有极高的化学活性，它们能够与微生物细胞膜上的脂质、蛋白质等组分发生氧化反应，破坏细胞膜的结构和功能。臭氧同样具有强氧化性，可以进一步氧化细胞内的生物大分子，导致细胞代谢紊乱。紫外线则能够直接作用于微生物的DNA或RNA，使其发生断裂或交联，从而干扰微生物的遗传信息传递和表达。多种机制协同作用，最终达到灭菌的目的。

（二）特点

1. 常温瞬效

冷等离子体灭菌技术具有常温瞬效的特点。其处理时间非常短，通常在秒至分钟级之间即可完成灭菌操作。同时，在灭菌过程中，物料的温度始终保持在50℃以下。这一特性对于热敏性果蔬产品来说至关重要，因为高温处理往往会破坏果蔬中的营养成分、风味物质以及质地结构，影响产品的品质和口感。而冷等离子体灭菌技术能够在常温下快速有效地杀灭微生物，最大程度地保留果蔬的原有品质，非常适合应用于对温度敏感的果蔬加工和保鲜领域。

2. 强穿透性

该技术还具有强穿透性，能够深入到果蔬表面的微孔、褶皱处进行灭菌。果蔬表面往往存在许多不规则的微结构和缝隙，这些地方容易成为微生物藏匿的场所，传统的灭菌方法可能难以对这些区域进行有效的处理。而冷等离子体中的活性粒子具有较小的尺寸和较高的能量，能够轻易地渗透到这些微孔和褶皱中，与其中的微生物充分接触，从而实现全方位、无死角的灭菌效果，大大提高了灭菌的彻底性和可靠性。

3. 安全环保

冷等离子体灭菌技术仅需电和气体作为能源和介质，在灭菌过程中几乎不会产生有毒副产物。与一些化学灭菌方法相比，它不会在食品中残留有害的化学物质，也不会对环境造成污染。同时，操作人员在使用过程中也无需担心受到有毒物质的危害，具有较高的安全性。这种安全环保的特性符合现代食品加工行业对绿色、可持续发展的要求，为果蔬产品的安全生产提供了有力保障。

（三）应用

1. 鲜切蔬菜

在鲜切蔬菜领域，如生菜、卷心菜等，冷等离子体灭菌技术具有广阔的应用前景。鲜切蔬菜由于经过切割处理，其表面营养物质丰富，接触面积增大，汁液渗出，极易受到微生物的污染而腐败变质。传统的杀菌方法可能会对蔬菜的质地和口感造成一定的影响，而冷等离子体灭菌技术能够在常温下快速杀灭蔬菜表面的微生物，同时保持蔬菜的新鲜度和脆嫩口感。经过处理的鲜切蔬菜，其保质期可以得到有效延长，减少了因微生物污染而导致的损失，提高了产品的市场竞争力。

2. 水果表面杀菌

对于水果表面杀菌，如草莓、蓝莓等，冷等离子体灭菌技术同样表现出色。这些水果表皮较为娇嫩，对温度和化学物质较为敏感。冷等离子体灭菌技术可以在不损伤水果表皮的前提下，有效杀灭水果表面的病原菌和腐败菌，防止水果在储存和运输过程中发生霉变和腐烂。经过冷等离子体处理的水果，不仅能够保持其天然的色泽、风味和营养成分，还能延长货架期，满足消费者对高品质水果的需求。

3. **种子消毒**

在种子消毒方面，冷等离子体灭菌技术也具有重要的应用价值。种子在生长、收获和储存过程中可能会携带各种病原菌和害虫卵，这些病原菌和害虫卵会在种子播种后对作物生长造成危害。传统的种子消毒方法可能会使用化学药剂，这不仅会对环境造成污染，还可能影响种子的发芽率和幼苗的生长。而冷等离子体灭菌技术能够通过物理方式杀灭种子表面的微生物和害虫卵，同时不会对种子的内部结构和生理活性产生不良影响，保证了种子的质量和发芽率，为作物的健康生长提供了良好的基础。

第二节　新型果蔬加工包装材料

一、新型高阻隔型保鲜膜——GT 薄膜

（一）特性

1. **多层复合结构**

GT 薄膜采用多层复合结构，一般包含聚酰胺（PA）、乙烯-乙烯醇共聚物（EVOH）和聚乙烯（PE）等不同材质的膜层。这种多层结构的设计并非随意为之，而是充分发挥了各层材料的优势。其中，EVOH 是关键的功能层，它为GT 薄膜提供了超高的阻氧性能。透氧率是衡量材料阻隔氧气能力的重要指标，GT 薄膜中的 EVOH 层可使透氧率低于 $1cm^3/(m^2 \cdot d \cdot atm)$。形象地说，这就如同给产品穿上了一层极其严密的“防护服”，能够有效阻止外界氧气的进入。氧气是导致食品氧化变质的重要因素之一，许多食品在接触氧气后会发生氧化反应，导致食品颜色、风味和营养成分的变化。例如，坚果中的油脂在氧气的作用下会发生氧化酸败，产生难闻的气味和有害物质，而 GT 薄膜的超低透氧率可以大大延缓这一过程，保持坚果的品质和口感。

2. **水汽平衡**

PE 层在 GT 薄膜中起到了调控透湿性的关键作用。在包装过程中，如果包装内的水汽无法得到有效控制，就容易出现结露现象。结露不仅会影响产品的外观，还可能导致微生物滋生，加速产品的腐败。PE 层就像一个智能的“调节器”，它可以根据产品的特性和储存环境的要求，合理地调节水汽的透过量。对于一些对湿度较为敏感的果蔬制品，如草莓等，GT 薄膜能够保持袋内适宜的湿度环境，避免因湿度过高而结露，同时又能防止水分过度流失导致产品干瘪，从而延长产品的保鲜期。

（二）应用

高油脂果蔬制品，如牛油果泥等，由于含有较高的油脂含量，更容易发生氧化变质。油脂氧化不仅会产生异味，还会生成一些对人体健康有害的物质。GT 薄膜的优异阻氧性能可以有效地阻止氧气与牛油果泥中的油脂接触，从而防止油脂氧

化。同时，其良好的水汽平衡性能也能保持牛油果泥的适宜湿度，避免因水分变化而影响产品的质地和口感。使用GT薄膜包装的牛油果泥在货架期内能够保持稳定的品质，为消费者提供更加安全、美味的食品选择。

二、新型微孔保鲜膜

（一）原理

1. 形成可控微孔

新型微孔保鲜膜的关键在于其表面分布的可控微孔，这些微孔的孔径通常在5～50μm之间。微孔的形成主要有两种方式：一是激光打孔技术。激光打孔利用高能量密度的激光束在保鲜膜上进行精确聚焦，使局部材料迅速升温、熔化甚至汽化，从而形成微小的孔洞。这种技术具有打孔精度高、孔径大小和分布可精确控制的优点，能够根据不同果蔬的呼吸特性和保鲜需求，定制出最适合的微孔结构。另一种方式是添加成孔剂。在保鲜膜的制造过程中，加入特定的成孔剂，这些成孔剂在后续的加工过程中会分解或挥发，从而在保鲜膜上留下微孔。成孔剂的种类和用量会影响微孔的孔径、数量和分布，通过合理选择和调配成孔剂，也能实现对微孔结构的可控调节。

2. 实现精准气体交换

新型微孔保鲜膜的重要功能是实现精准的气体交换。在果蔬的储存过程中，果蔬会进行呼吸作用，消耗氧气并产生二氧化碳。新型微孔保鲜膜的微孔结构使得二氧化碳的排出率大于氧气的进入率。CO_2 的四极矩特性使其更易与膜材料中的极性基团形成可逆吸附层，结合其较低的扩散活化能（比 O_2 低约15%）及狭缝状微孔形貌对线性分子的择形效应，最终实现 CO_2 透过速率较 O_2 高1.5～2.0倍的气体选择性。这种特性使包装内形成3%～5% O_2 和15%～18% CO_2 的低氧高二氧化碳环境，有效抑制果蔬无氧呼吸产生的乙醇等有害物质积累，同时延缓乙烯合成和细胞膜脂过氧化进程。在这种环境下，果蔬的无氧呼吸能够得到抑制。无氧呼吸是果蔬在缺氧条件下的一种呼吸方式，它会产生酒精等有害物质，对果蔬的品质造成损害。通过新型微孔保鲜膜的精准气体交换，为果蔬提供了一个类似气调的环境，但又比传统的气调包装更加灵活和经济，能够在一定程度上延缓果蔬的成熟和衰老过程，保持果蔬的新鲜度和品质。

（二）应用

1. 绿叶蔬菜的气调包装（MAP）

绿叶蔬菜如菠菜、生菜等具有较高的呼吸强度。在储存和运输过程中，如果包装内的气体成分不合适，绿叶蔬菜很容易因呼吸作用消耗过多的氧气，产生大量的二氧化碳，导致无氧呼吸的发生，进而使蔬菜叶片发黄、腐烂。新型微孔保鲜膜非常适合用于绿叶蔬菜的气调包装。其可控的微孔结构可以根据绿叶蔬菜的呼吸速率和保鲜要求，精确调节包装内的氧气和二氧化碳浓度。例如，对于呼吸强度较高的生菜，可以选择孔径稍大、微孔数量较多的保鲜膜，以保证二氧化碳能够及时排出，同时又能让适量的氧气进入，维持生菜的正常呼吸作用，但又不会因氧气过多而加速其衰老。使用新型微孔保鲜膜包装的绿叶蔬菜，在储存一段时间后，仍然能够保持翠绿的颜色、鲜嫩的口感和丰富的营养成分。

2. 草莓等高呼吸强度鲜品的气调包装

草莓等水果同样具有较高的呼吸强度，而且其表皮娇嫩，容易受到机械损伤和微生物的侵害。在储存过程中，草莓需要适宜的气体环境来保持其品质。新型微孔保鲜膜可以为草莓提供一个良好的气调包装解决方案。通过合理控制微孔的大小和数量，能够调节包装内的气体成分，抑制草莓的无氧呼吸，减少酒精等有害物质的积累。同时，适宜的低氧和高二氧化碳环境还可以抑制草莓表面微生物的生长和繁殖，降低草莓的腐烂率。使用新型微孔保鲜膜包装的草莓，不仅在外观上能够保持鲜艳的色泽和完整的果形，而且在口感上也能保持香甜多汁，大大延长了草莓的货架期，提高了草莓的经济价值。

三、纳米复合包装材料

（一）技术核心

1. 纳米粒子添加

纳米复合包装材料的技术核心在于向基材中添加一定比例的纳米粒子。常用的基材包括聚乙烯（PE）、聚丙烯（PP）等，这些基材具有良好的机械性能和加工性能，但单一的基材在某些方面的性能可能无法满足果蔬加工包装的严格要求。通过在其中添加1%～5%的纳米粒子，如蒙脱土、二氧化硅（SiO_2）、二氧化钛（TiO_2）等，可以显著改善包装材料的性能。

纳米粒子具有独特的物理和化学性质，其尺寸极小，通常在1～100nm之间。当纳米粒子均匀分散在基材中时，它们会在基材内部形成一种特殊的结构，与基材分子发生相互作用，从而改变基材的整体性能。例如，蒙脱土是一种层状硅酸盐矿物，其片层结构可以有效地阻碍气体分子的扩散；SiO_2纳米粒子具有高比表面积和良好的化学稳定性，能够增强基材的致密性；TiO_2纳米粒子则具有优异的光学和催化性能。

2. 阻隔性提升原理

纳米层状结构是纳米复合包装材料阻隔性提升的关键因素。当纳米粒子添加到基材中后，它们会在基材内部形成一种类似层状的结构。这种结构使得气体分子在穿透包装材料时，需要绕过这些纳米粒子形成的“障碍物”，从而大大延长气体分子的穿透路径。

以蒙脱土为例，其片层结构在基材中相互堆叠，形成了一条曲折的通道。氧气、二氧化碳等气体分子在通过这些通道时，会不断地与片层表面发生碰撞和相互作用，导致其扩散速度减慢。实验研究表明，添加纳米粒子后，纳米复合包装材料的阻隔性可提升30%～70%。这意味着在相同的储存条件下，使用纳米复合包装材料可以更有效地阻止外界气体进入包装内部，同时也能减少包装内气体的逸出，从而为果蔬产品提供一个更加稳定的气体环境，延缓果蔬的呼吸作用和氧化变质过程，延长果蔬的保鲜期。

（二）增效设计

纳米 TiO_2 在纳米复合包装材料中具有独特的增效设计。它兼具紫外屏蔽与光催化抗菌功能，为包装材料赋予了更多的性能优势。

在紫外屏蔽方面，纳米 TiO_2 具有良好的紫外线吸收和散射能力。紫外线是导致果蔬产品品质下降的重要因素之一，它可以使果蔬中的色素、维生素等营养成分发生光降解，同时也会加速果蔬的呼吸作用和氧化反应。纳米 TiO_2 能够有效阻挡紫外线的穿透，减少紫外线对果蔬的直接照射，从而保护果蔬的品质和营养成分。

在光催化抗菌方面，纳米 TiO_2 在光照条件下能够产生具有强氧化性的自由基，如羟基自由基（$\cdot OH$）和超氧阴离子自由基（$O_2^- \cdot$）。这些自由基能够与细菌、霉菌等微生物的细胞膜和细胞内的生物大分子发生反应，破坏微生物的细胞结构和功能，从而达到抗菌的目的。使用含有纳米 TiO_2 的纳米复合包装材料包装果蔬产品，可以有效抑制包装内微生物的生长和繁殖，降低果蔬的腐败率，延长果蔬的货架期。

（三）应用

1. 果汁避光保存

果汁在储存过程中容易受到光线的影响而发生品质变化。光线中的紫外线会破坏果汁中的维生素 C、类胡萝卜素等营养成分，导致果汁的颜色变淡、风味变差。纳米复合包装材料中的纳米 TiO_2 可以有效地屏蔽紫外线，减少光线对果汁的损害。同时，纳米复合包装材料的高阻隔性可以防止氧气进入包装内部，避免果汁发生氧化反应。使用纳米复合包装材料包装的果汁，在储存和运输过程中能够更好地保持其营养成分、色泽和风味，提高果汁的品质和市场竞争力。

2. 鲜切果蔬防霉包装

鲜切果蔬由于经过切割处理，其表面暴露在空气中，容易受到微生物的污染而发生霉变。纳米复合包装材料中的纳米 TiO_2 具有光催化抗菌功能，可以在光照条件下抑制霉菌的生长和繁殖。此外，纳米复合包装材料的高阻隔性可以调节包装内的气体成分，降低氧气的浓度，创造一个不利于霉菌生长的环境。例如，对于鲜切的苹果、胡萝卜等果蔬，使用纳米复合包装材料进行包装，可以有效延长其保鲜期，减少霉变的发生，可保持鲜切果蔬的新鲜度和口感，满足消费者对高品质鲜切果蔬的需求。

四、乙烯气体吸着膜

（一）作用机制

乙烯气体吸着膜主要通过内置多孔矿物或氧化催化剂实现对乙烯（催熟激素）

的吸附或分解。

1. 内置多孔矿物

多孔矿物如沸石、膨润土等具有独特的孔隙结构，这些孔隙为乙烯气体提供了大量的吸附位点。沸石是一种具有规则孔道结构的铝硅酸盐矿物，其孔道大小和形状可以根据需要进行调控。当乙烯气体接触到沸石表面时，会由于分子间作用力被吸附到孔道内部。膨润土同样具有层状结构和多孔性，能够有效地捕捉乙烯分子。这种物理吸附作用是基于多孔矿物表面的孔隙结构，够有效捕捉乙烯，而且即使在高水分的情况下，由于其孔隙结构对乙烯分子的选择性吸附，仍能持续保持对乙烯的吸附能力。

2. 内置氧化催化剂

高锰酸钾和活性炭是常用的氧化催化剂。高锰酸钾具有强氧化性，它能够与乙烯发生氧化还原反应，将乙烯分解为二氧化碳和水等无害物质。活性炭则具有较大的比表面积和丰富的孔隙结构，它不仅可以吸附乙烯，还能在其表面催化乙烯的氧化分解反应。当乙烯气体与活性炭接触时，乙烯分子会被吸附到活性炭表面，然后在活性炭的催化作用下发生氧化反应，从而降低乙烯的浓度。

（二）效果

乙烯气体吸着膜在果蔬保鲜方面具有显著的效果，能够使香蕉、番茄等果蔬的货架期延长20％～40％，并延缓其软化变色。

1. 货架期延长

香蕉和番茄等果蔬在成熟过程中会释放乙烯气体，乙烯会加速果蔬的呼吸作用和成熟进程，导致果蔬过早软化、腐烂。乙烯气体吸着膜通过吸附或分解乙烯气体，降低了包装内乙烯的浓度，从而减缓了果蔬的成熟速度。以香蕉为例，在正常储存条件下，香蕉可能在几天内就会成熟变软，但使用乙烯气体吸着膜包装后，其成熟过程被有效延缓，货架期可以延长20％～40％。这意味着消费者可以有更长的时间来购买和食用新鲜的香蕉，同时也减少了果蔬在运输和储存过程中的损耗，提高了经济效益。

2. 延缓软化变色

乙烯气体还会促进果蔬细胞壁的降解和色素的变化，导致果蔬软化变色。乙烯气体吸着膜降低了乙烯的浓度，减少了乙烯对果蔬细胞壁和色素的影响。对于番茄来说，使用乙烯气体吸着膜包装后，番茄的表皮能够保持更长时间的鲜艳色泽，果实也能保持更硬的质地，减少了因软化而导致的机械损伤和腐烂风险。这不仅提高了番茄的外观品质，还保证了番茄的口感和营养价值，满足了消费者对高品质果蔬的需求。

五、防结露防发雾薄膜

（一）实现路径

1. 内层亲水涂层（如聚甘油酯）

防结露防发雾薄膜的内层采用亲水涂层技术，聚甘油酯是常用的亲水材料之一。亲水涂层具有特殊的表面性质，当包装内部出现冷凝水时，亲水涂层能够使冷凝水迅速铺展成均匀的水膜，而不是形成细小的水珠。

从微观角度来看，亲水涂层表面带有亲水基团，这些基团能够与水分子产生较强的相互作用力。当水汽在薄膜内层遇冷凝结时，水分子会被亲水基团吸引，并在涂层表面均匀分布。传统的薄膜内层可能没有亲水涂层，冷凝水会以水珠的形式存在，这些水珠会散射光线，导致包装内部看起来模糊不清，影响消费者对果蔬的直观观察。而防结露防发雾薄膜内层的亲水涂层能够有效避免这种情况的发生，其使包装内部始终保持清晰透明，消费者可以清晰地看到果蔬的色泽、形态和新鲜程度。

2. 外层疏水处理

薄膜的外层进行疏水处理，其目的是防止外部水汽在薄膜表面凝结。疏水处理通常是在薄膜表面形成一层具有低表面能的物质，如含氟化合物或硅烷偶联剂等。

这些疏水物质能够在薄膜表面形成一层紧密的分子层，使水汽难以在其表面附着。当外部环境中存在水汽时，由于疏水层的作用，水汽会直接滑落，而不会在薄膜表面形成水滴。例如，在冷藏环境中，外界空气湿度较大，如果薄膜外层没有疏水处理，水汽很容易在薄膜表面凝结成水滴，不仅会影响包装的美观，还可能导致水滴滴落到果蔬上，增加果蔬的湿度，为微生物的生长提供有利条件。而经过疏水处理的外层能够有效避免这一问题，可保持包装的干燥和整洁。

（二）价值

1. 提升预包装果蔬的视觉商品性

对于预包装的果蔬，如沙拉、鲜切果盘等，视觉商品性至关重要。消费者在购买果蔬时，首先会通过外观来判断其新鲜程度和品质。防结露防发雾薄膜能够显著提升这些预包装果蔬的视觉商品性。

由于内层亲水涂层避免了雾化现象，外层疏水处理防止了外部水汽凝结，包装内部始终保持清晰透明。消费者可以清晰地看到沙拉中新鲜的蔬菜叶片、鲜切果盘中色泽鲜艳的水果，这能够吸引消费者的注意力，激发他们的购买欲望。在超市的货架上，包装精美的预包装果蔬更容易脱颖而出，提高产品的市场竞争力。

2. 减少微生物滋生

微生物的滋生是导致果蔬腐败变质的主要原因之一。湿度过高和水分积聚会为微生物的生长提供适宜的环境。防结露防发雾薄膜通过内层亲水涂层和外层疏水处理，有效地控制了包装内的湿度和水汽凝结。

内层冷凝水铺展成水膜，减少了水滴的形成，避免了水滴在果蔬表面停留，从而降低了微生物在水滴中滋生的风险。外层疏水处理防止了外部水汽进入包装内部，保持了包装的相对干燥。此外，清晰的包装也有利于消费者在购买时观察果蔬的品质，及时发现可能存在的问题，减少了购买到受微生物污染果蔬的可能性。这对于保障食品安全、延长预包装果蔬的货架期具有重要意义。

六、抗菌型薄膜

（一）活性成分载体

1. 有机型抗菌剂

有机型抗菌剂主要通过破坏微生物的细胞膜来发挥抗菌作用。微生物的细胞膜对于其生存和正常生理功能至关重要，当细胞膜受到破坏时，细胞内的物质会泄漏，细胞无法维持正常的渗透压和物质交换，从而导致微生物死亡。

壳聚糖是一种天然多糖甲壳素脱除部分乙酰基的产物，具有生物降解性、生物相容性、无毒性等特点，同时具备抑菌功能。植物精油如百里香酚，是从植物中提取的具有抗菌活性的成分，其化学成分能够与微生物细胞膜发生相互作用，破坏细胞膜的完整性。

2. 无机型抗菌剂

无机型抗菌剂通常采用离子缓释杀菌的方式。这些抗菌剂中的金属离子，如银离子、锌离子等，会逐渐从抗菌剂中释放出来。金属离子能够与微生物体内的蛋白质、酶等生物大分子结合，使其失去活性，从而达到杀菌的目的。而且离子缓释的方式可以使抗菌效果持续较长时间。

纳米银具有优异的抗菌性能，其微小的颗粒尺寸使其具有更大的比表面积，能够释放出更多的银离子，增强抗菌效果。氧化锌也具有一定的抗菌活性，纳米级的氧化锌颗粒可以更好地发挥其抗菌功能。

（二）应用场景

1. 鲜切肉类果蔬混合包装

鲜切肉类和果蔬在加工和储存过程中容易受到微生物的污染。肉类富含蛋白质等营养物质，是微生物良好的培养基；果蔬在切割后，其表面的保护层被破坏，也容易滋生微生物。抗菌型薄膜可以有效地抑制这些微生物的生长和繁殖。例如，使用添加了纳米银抗菌剂的薄膜包装鲜切肉类和果蔬混合产品，纳米银释放的银离子能够破坏微生物的细胞结构，防止肉类变质和果蔬腐烂，延长产品的货架期。同时，抗菌型薄膜的阻隔性能还可以防止外界氧气、水分等进入包装内部，进一步保护产品的品质。

2. 高水分即食产品（如椰青肉）

高水分即食产品如椰青肉，水分含量高，为微生物的生长提供了有利的环境。如果包装材料的抗菌性能不佳，椰青肉很容易在短时间内变质。抗菌型薄膜可以满足这类产品的包装需求。以含有壳聚糖抗菌剂的薄膜为例，壳聚糖能够破坏微生物的细胞膜，抑制微生物的生长。而且壳聚糖具有良好的生物相容性，不会对椰青肉的品质和安全性产生影响。使用抗菌型薄膜包装椰青肉，可以保持其新鲜度和口感，减少微生物引起的异味和变质现象，提高产品的市场竞争力。

七、耐热性塑料包装材料

（一）材料升级

在耐热性塑料包装材料中，常采用聚丙烯（PP）、聚萘二甲酸乙二醇酯（PEN）作为高温耐受层来取代传统的聚对苯二甲酸乙二醇酯（PET）。PET虽然在常温下具有良好的性能，但在高温环境下，其物理和化学性质会发生明显变化，例如软化、变形甚至分解，无法满足高温杀菌的需求，而PP和PEN具有更出色的耐热性能。

PP和PEN能够耐受121～135℃的杀菌温度。以PP为例，它是一种热塑性树脂，具有较高的熔点和良好的热稳定性，在高温下仍能保持较好的机械性能。PEN作为一种新型的高性能聚酯材料，其分子结构中的萘环结构赋予了它更高的玻璃化转变温度和热稳定性，能够在高温杀菌过程中保持包装材料的完整性和稳定性，确保包装内的产品不会受到外界污染。

耐热性塑料包装材料采用共挤结构，通常由外层耐热层、中层阻隔层和内层食品接触安全层组成。外层耐热层主要起到承受高温杀菌的作用，如前面提到的PP或PEN材料。中层阻隔层的作用是阻止氧气、水分等外界因素进入包装内部，同时防止包装内的物质挥发或泄漏。常见的阻隔材料有乙烯-乙烯醇共聚物（EVOH）等，它具有优异的气体阻隔性能，能够有效延长产品的保质期。内层食品接触安全层则直接与食品接触，必须符合食品安全标准，不会对食品造成污染。一般采用聚乙烯（PE）等安全无毒的材料，确保消费者食用包装内的食品时不会受到有害物质的侵害。这种共挤结构将不同功能的材料结合在一起，充分发挥了各层的优势，提高了包装材料的整体性能。

（二）应用

果蔬罐头在生产过程中需要进行高温灭菌处理，以杀死其中的微生物，保证产品的安全性和保质期。传统的罐头包装多采用金属罐，但金属罐存在重量大、成本高、开启不便等问题。耐热性塑料包装材料为果蔬罐头提供了一种新的包装选择。使用这种包装材料，果蔬罐头可以在121～135℃的高温下进行杀菌处理，而包装材料不会受到损坏。同时，其良好的阻隔性能可以防止外界氧气和水分进入罐头内部，避免果蔬氧化变质和滋生微生物。而且塑料包装材料重量轻、成本相对较低，便于运输和储存，且方便消费者开启食用。

八、壳聚糖基包装膜

（一）天然优势

1. 抑菌性

壳聚糖分子结构中含有质子化氨基（$—NH_3^+$），在溶液中，这些质子化氨基带有正电荷。细菌的细胞膜表面通常带有负电荷，根据电荷相互作用的原理，壳聚糖的质子化氨基会与细菌细胞膜表面的负电荷发生静电吸附作用。这种吸附作用会破坏细菌细胞膜的正常结构和功能，导致细胞膜的通透性增加，细胞内的物质如离子、蛋白质等会泄漏出来，从而使细菌无法维持正常的生理活动，最终死亡。

与其他一些人工合成的抑菌剂相比，壳聚糖的抑菌性具有天然、安全、广谱等特点。它对多种常见的细菌，如大肠埃希菌、金黄色葡萄球菌等都有较好的抑制作用。而且，壳聚糖来源于天然的甲壳素，来源广泛，无毒副作用，不会对食品和环境造成污染，符合现代消费者对绿色、健康包装材料的需求。

2. 成膜透气性

壳聚糖基包装膜具有适度的透气性，能够允许氧气（O_2）和二氧化碳（CO_2）透过。这是因为壳聚糖分子链之间存在一定的孔隙结构，这些孔隙的大小和分布使得气体分子可以在一定压力差的作用下通过。同时，壳聚糖分子本身的结构和性质也影响了气体的透过性。

对于果蔬保鲜来说，适度的透气性非常重要。果蔬在储存过程中仍然进行着呼吸作用，需要吸收氧气并释放二氧化碳。如果包装膜完全不透气，果蔬会处于无氧呼吸状态，会产生酒精等有害物质，导致果蔬品质下降甚至腐烂。而壳聚糖基包装膜的适度透气性可以保证果蔬在储存过程中能够进行正常的有氧呼吸，维持其生理活性，延长保鲜期。例如，草莓、蓝莓等浆果在壳聚糖基包装膜的包裹下，可以保持较好的色泽、口感和营养成分。

（二）改性方向

1. 添加柠檬酸提升机械强度

柠檬酸是一种有机酸，它可以与壳聚糖分子发生化学反应。柠檬酸中的羧基（—COOH）可以与壳聚糖分子中的氨基（$—NH_2$）发生缩合反应，形成交联结构。这种交联结构可以增加壳聚糖分子之间的相互作用力，使包装膜的结构更加紧密和稳定，从而提高其机械强度。在实际应用中，添加柠檬酸改性后的壳聚糖基包装膜具有更好的抗拉伸、抗撕裂性能。例如，在包装草莓时，改性后的包装膜能够更好地承受草莓的重量和外界的压力，不易破裂，能有效地保护草莓不受损伤。而且，柠檬酸本身也是一种天然物质，不会对食品和环境造成危害，符合绿色包装的要求。

2. 负载葡萄籽提取物增强抗氧化性

葡萄籽提取物中含有丰富的多酚类化合物，如原花青素等，这些化合物具有很强的抗氧化活性。将葡萄籽提取物负载到壳聚糖基包装膜中，可以使包装膜具有抗氧化功能。当包装膜与果蔬接触时，葡萄籽提取物中的抗氧化物质可以抑制果蔬表面的氧化反应，减少自由基的产生，从而延缓果蔬的衰老和变质。研究表明，负载葡萄籽提取物的壳聚糖基包装膜可以显著延长果蔬的保鲜期。例如，对于蓝莓来说，使用这种改性后的包装膜包装后，蓝莓的色泽、硬度和维生素C含量等品质指标在储存过程中能够保持更长时间，减少了因氧化而导致的品质下降。同时，这种改性方法也充分利用了天然植物的抗氧化成分，提高了包装膜的功能性和附加值。

（三）应用

壳聚糖基包装膜可以作为草莓、蓝莓等浆果的可降解涂层。将壳聚糖溶液均匀地涂覆在浆果表面，会形成一层透明的薄膜。这层薄膜不仅可以发挥壳聚糖本身的抑菌性和成膜透气性，还可以阻止外界水分、氧气和微生物的侵入，减少浆果的水分蒸发和呼吸消耗，从而延长浆果的保鲜期。

与传统的塑料包装相比，壳聚糖基涂层具有可降解的优点。在自然环境中，壳聚糖可以被微生物分解为二氧化碳和水，不会对环境造成污染。而且，这种涂层保鲜方式操作简单，成本较低，适合大规模应用。对于草莓、蓝莓等浆果来说，壳聚糖基涂层可以保持其新鲜度和品质，减少运输和储存过程中的损耗，提高经济效益。例如，浆果采摘后立即进行壳聚糖涂层处理，可以使其在货架期内的品质得到显著提升，因而更受消费者欢迎。

九、魔芋葡甘聚糖膜

（一）特性

1. 高持水性

魔芋葡甘聚糖（KGM）膜具有高持水性，这得益于其分子链上的亲水基团。这些亲水基团能够与水分子形成氢键等相互作用，从而将水分牢牢锁住。在果蔬保鲜应用中，高持水性这一特性可以显著降低果蔬的失重率。果蔬在采后仍然会进行水分蒸发，若水分得不到补充，很容易造成失水过多而萎蔫，使表面皱缩，降低商品价值。而 KGM 膜能够为果蔬创造一个相对高湿的环境，减少水分散失。例如，对于一些含水量较高的果蔬，如草莓、葡萄等，使用 KGM 膜包装后，可以有效地保持其新鲜度和外观品质，延长货架期。

2. 透气调控

KGM 膜与纤维素共混后，可以调节气体透过率。果蔬在贮藏过程中需要进行呼吸作用，即吸收氧气并释放二氧化碳。如果包装膜完全不透气，果蔬会处于无氧呼吸状态，会产生酒精等有害物质，导致果蔬品质下降甚至腐烂；而如果透气性过强，又会导致果蔬失水过快，同样影响品质。通过与纤维素共混，可以改变 KGM 膜的微观结构，从而调节其对氧气和二氧化碳的透过率，使其适应不同果蔬的呼吸需求。例如，对于一些呼吸强度较高的果蔬，如西蓝花等，可以通过调整共混比例，使包装膜具有适当的气体透过性，保证果蔬在储存过程中能够进行正常的呼吸作用，同时减少水分蒸发。

（二）功能扩展

在 KGM 膜中添加纳米 TiO_2 可以实现紫外线防护功能。纳米 TiO_2 具有吸收紫外线、抗菌杀毒的特性。当 KGM 膜中添加了纳米 TiO_2 后，在 200～400nm 波长范围内，与纯 KGM 膜相比，吸光度增加较多。这是因为纳米 TiO_2 在吸收一定紫外线后，能通过价带电子的能级跃迁，产生空穴，并继而产生活性自由基，发挥抗菌、分解内毒素及除异味功能。

这种具有紫外线防护功能的 KGM 膜特别适用于光敏性根茎类蔬菜（如马铃薯）的包装。马铃薯在光照条件下容易发芽，发芽后的马铃薯会产生龙葵素等有毒物质，影响食用安全。使用添加了纳米 TiO_2 的 KGM 膜包装马铃薯，可以有效地阻挡紫外线，减少马铃薯发芽的可能性，延长其储存期。同时，纳米 TiO_2 的抗菌杀毒特性还可以抑制包装内微生物的生长繁殖，进一步保证马铃薯的品质。不过，添加纳米 TiO_2 也会在一定程度上影响 KGM 膜的透光性能，随着 TiO_2 掺杂比的增大，薄膜的可透视性能会降低，膜的颜色会发白。因此，在实际应用中，需要根据具体需求，合理调整纳米 TiO_2 的掺杂比，以达到最佳的紫外线防护和透光性能的平衡。

第三节 新型果蔬保鲜技术

一、临界低温高湿保鲜

采用临界点低温高湿贮藏，即指控制在物料冷害点温度以上 0.5～1℃和相对湿度为 90%～98%的环境中贮藏保鲜果蔬。临界点低温高湿贮藏的保鲜作用体现在两个方面：①果蔬在不发生冷害的前提下，采用尽量低的温度可以有效地控制果蔬在保鲜期内的呼吸强度，使某些易腐烂的果蔬品种达到休眠状态；②采用湿度相对高的环境可以有效降低果蔬水分蒸发，减少失重。从原理上说，临界点低温高湿贮藏既可以防止果蔬在保鲜期内的腐烂变质，又可以抑制果蔬的衰老，是一种较为理想的保鲜手段。临界低温高湿环境下结合其他保鲜方式进行基础研究是果蔬中期保鲜的一个方向。

二、细胞间水结构化气调保鲜

水结构化技术是指利用一些非极性分子（如某些惰性气体）在一定的温度和压力条件下与游离水结合的技术。通过水结构化技术可使果蔬组织细胞间水分参与形成结构化水，使整个体系中的溶液黏度升高，从而产生两个效应：①酶促反应速率减慢，实现对果蔬生理活动的控制；②果蔬水分蒸发过程受到抑制。这为果蔬的短期保鲜贮藏提供了一种全新的原理和方法。

三、臭氧气调保鲜

臭氧是一种强氧化剂，又是一种良好的消毒剂和杀菌剂，既可杀灭消除果蔬上的微生物及其分泌的毒素，又能抑制并延缓果蔬有机物的水解，从而延长果蔬贮藏期。臭氧气调保鲜的保鲜作用主要体现在三个方面：①消除并抑制乙烯的产生，从而抑制果蔬的后熟作用；②有一定的杀菌作用，可防止果蔬的霉变腐烂；③诱导果蔬表皮的气孔收缩，可降低果蔬的水分蒸发，减少失重。

四、低剂量辐射预处理保鲜

辐射保鲜主要是利用^{60}Co、^{137}Cs发出的γ射线，以及加速电子、X射线穿透有机体，干扰基础代谢过程，延缓果实的成熟衰老。电离辐射能抑制某些果蔬的发芽，可以杀灭果蔬表面的病菌，还能穿透整个食品，并杀灭已透入食品内部的病原菌，减少果蔬的病害，从而延长果蔬贮藏寿命。在射线照射果蔬之前，必须事先进行保健性试验，以保证照射食品的安全，并且使用剂量要恰当。

五、涂膜保鲜

通过包裹、浸渍、涂布等途径，在食品表面或食品内部异质界面上覆盖一层膜，可提供选择性的阻气、阻湿、阻内容物散失及阻隔外界有害物质侵入的作用，从而抑制呼吸、延缓后熟衰老、抑制表面微生物生长、提高贮藏质量，实现食品保鲜、延长货架期的目的。此外，果蔬表面涂膜能显著改善色泽、增加光泽度，提升商品价值。然而，可食性膜目前存在一定局限：例如会引起苹果和香蕉的厌氧发酵，番茄涂上厚层玉米蛋白膜会加速水分散失，还可能提高苹果的水心病的发病率和黄瓜的腐烂率。尽管如此，顺应消费对无添加剂饮食结构的需求，可食用膜在果蔬保鲜中的应用前景仍十分广阔。

六、调压贮藏保鲜

调压贮藏包括减压贮藏和加压贮藏。

1. 减压贮藏

又称为低压贮藏。即在传统的气调贮藏贮藏库基础上，将贮藏室内的气体抽出一部分使压力降低到一定程度，使贮藏室空气中氧含量降低到仅能维持贮藏物最低呼吸需求的水平，从而将果蔬呼吸代谢所产生的一系列消耗和变化减少到最低限度，达到保鲜的目的。贮藏室的低气压是靠真空泵抽去室内空气而产生的，低压保鲜的压力大小根据果蔬特性及贮藏温度而定。果蔬在冷藏减压条件下呼吸强度、乙烯生成量等进一步降低，有利于延缓衰败。

2. 加压贮藏

其作用原理主要是在贮藏物上方施加一个小的由外向内的压力，使贮藏物外部大气压高于其内部蒸汽压，形成一个足够的从外向内的正压差，一般压力为253～404MPa。这样的正压可以阻止果蔬水分和营养物质向外扩散，减缓呼吸速度和成熟速度，故能有效延长果实的贮藏期。

七、新型保鲜剂保鲜

保鲜剂保鲜主要是指用一些化学药剂处理采收之后的果蔬，以消灭其上携带的病菌，防止贮藏过程中病菌的滋生，从而延长果蔬的贮存期限。例如英国食品协会研制的一种可食用水果保鲜剂，由蔗糖、淀粉、脂肪酸和聚酯物调配成半透明乳液，能阻止氧气进入果蔬内部，延长果蔬熟化过程，从而可保鲜 200 天以上。还有加拿大研制的 NOCC（N,O-羧甲基壳聚糖），可在水果表面形成一层既透气又隔氧的薄膜，包裹水果以达到低氧贮藏的目的；此外，这层薄膜还能保留果蔬排出的二氧化碳，延缓果蔬的熟化，且 NOCC 没有任何毒性。我国在果蔬贮藏中开始应用高效低毒的保鲜剂，以防止微生物引起的腐烂和减少生理病害的发生。

八、生物技术保鲜

生物技术保鲜是近年来新发展起来的具有广阔前途的贮藏保鲜方法，其中生物防治和利用遗传基因进行保鲜是生物技术在果蔬贮藏保鲜上应用的典型例子。

（一）生物防治

生物防治是利用生物方法降低或防治果蔬采后腐烂损失，通常有以下四种策略：降低病原微生物、预防或消除田间侵染、钝化伤害侵染、抑制病害的发生和传播。目前，生物防治在贮藏保鲜中的成功应用包括：将病原菌的非致病菌株喷洒到果蔬表面，以降低病害引起的腐烂。如向菠萝喷洒非致病的绳状青霉菌株，则菠萝青霉腐烂率大为降低；草莓采前喷洒木霉菌，则大大降低采后草莓灰霉病的发病率；南运北调的马铃薯腐烂率较高，采后用假单胞菌浸渍处理，其软腐病发病率可降低 50%；抗生素类如链霉素喷洒在大白菜上，可以减少细菌病害发生。

（二）利用遗传基因进行保鲜

果蔬的整个生命过程中，基因控制着蛋白质的合成与降解，果蔬的大多数物理化学变化是由特定酶活性的改变引起的。一些能够降解细胞壁的酶的活性，可通过乙烯或植物激素等进行调节，乙烯还能促进特定成熟酶的合成。基因工程技术主要通过减少果蔬生理成熟期内源乙烯的生成以及延缓果蔬在后期成熟过程中的软化来达到保鲜的目的。目前，日本科学家已发现产生乙烯的基因，关闭这种基因可减慢乙烯释放速度，从而延缓果实成熟，达到果蔬在室温下延长货架期的目的。通过 DNA 重组和操作技术修饰遗传信息，或用反义 DNA 技术抑制成熟基因的表达，进行基因改良，可推迟果蔬成熟衰败，延长贮藏期。

·参考文献·

[1] 严佩峰．果蔬加工与保鲜技术［M］．北京：中国科学技术出版社，2013.

[2] 刘新社，聂青玉．果蔬贮藏与加工技术［M］．2版．北京：化学工业出版社，2018.

[3] 何杏宗，冯雪雅，赵悦，等．快速微波水分仪在测定果蔬罐头水分中的应用［J］．食品安全质量检测学报，2018，9（17）：4607-4611.

[4] 叶剑芝，苏子鹏，杨春亮，等．微波消解-ICP-MS法测定果蔬罐头中的锡、铅、砷［C］//中国科学技术协会．农产品质量安全与现代农业发展专家论坛论文集．农业部食品质量监督检验测试中心，中国热带农业科学院农产品加工研究所，2011：252-256.

[5] 黄海峰．新型果蔬包装材料研究进展［J］．中国包装，2008（2）：83-85.

[6] 雷建飞，蒋卉，王咏梅．药用植物有效成分提取技术［C］．中国科协2005年学术年会，2025.

[7] 张虹虹，苏江鹏，张俨，等．提高冷冻水产品品质的新型速冻技术研究进展［J］．食品研究与开发，2021，42（22）：192-197.

[8] 贾子健．食品检测中现代生物技术的应用研究［J］．食品安全导刊，2025（21）：147-150.

[9] 张俊超，张献忠，沈金金，等．果蔬汁饮料新型非热灭菌技术研究及应用进展［J］．农产品加工，2020（22）：93-97，102.

[10] 李秀娟．食品加工技术［M］．北京：化学工业出版社，2018.